AF331035
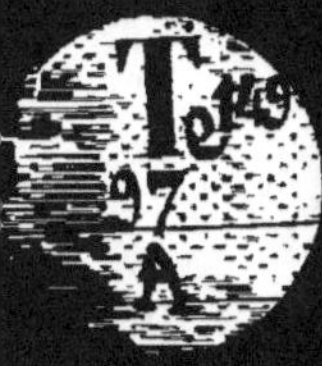

MÉMENTO THÉRAPEUTIQUE,

EXTRAIT DE DIVERS OUVRAGES,

PAR LE DOCTEUR QUESNEVILLE.

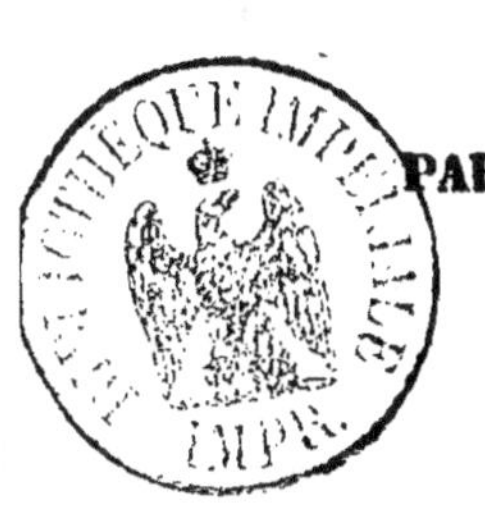

Paris. -- Imp. Simonet-Delaguette, rue Sainte-Croix-de-la-Bretonnerie, 48.

REVUE
SCIENTIFIQUE ET INDUSTRIELLE.

MÉMENTO THÉRAPEUTIQUE

UTILE A TOUS CEUX QUI EMPLOIENT LES MÉDICAMENTS.

SIMPLE NOTICE SUR LES PRINCIPALES SUBSTANCES DE LA MATIÈRE MÉDICALE, LEURS ORIGINES, LEURS PROPRIÉTÉS PHYSIQUES ET MÉDICALES, ET LEUR USAGE DANS CHAQUE MALADIE, SUIVIE D'UN CHOIX DE FORMULES LES PLUS USITÉES EN THÉRAPEUTIQUE, AVEC LA DÉSIGNATION DES MALADIES CONTRE LESQUELLES ELLES SONT EMPLOYÉES.

Plusieurs de nos abonnés de la *Revue scientifique* et des *Secrets des Arts*, voyant que nous donnons dans ce recueil un grand nombre de formules, recettes et procédés sur les arts, les sciences, la chimie, la pharmacie et la médecine, nous avaient demandé depuis longtemps de leur résumer dans quelques feuilles les formules médicales le plus souvent employées en thérapeutique, et de leur donner ainsi un aperçu de l'usage et des propriétés des principales substances de la matière médicale.

Nous avons hésité longtemps, car ce travail existe déjà dans les divers formulaires, tels que celui du docteur BOUCHARDAT qui les résume tous, dans les divers agendas de médecine, ainsi que dans quelques manuels fort bien faits, parmi lesquels nous citerons celui du docteur A. BOSSU. Mais ce qu'on n'oserait tenter pour en faire un livre, peut s'essayer dans un journal, surtout quand l'abonné le demande, qu'il vous presse et vous dit : « Votre journal doit me dispenser d'acheter une foule de livres trop chers pour la plupart. Je ne vous demande pas un travail *ex professo*, mais une simple compilation, un résumé utile pour ma pratique et aussi pour mon instruction. BERZELIUS a dit de votre Revue qu'elle serait pour le chimiste une bibliothèque précieuse à consulter; faites en sorte qu'elle soit aussi pour le pharmacien, le médecin, l'industriel, une mine inépuisable. »

Nous nous sommes donc décidé à rédiger ce *Mémento thérapeutique*, et nous avons trouvé un auxiliaire puissant dans l'excellent livre du docteur GALTIER, que nous n'avons fait pour ainsi dire que résumer; nous nous sommes aidé aussi du *Formulaire* du docteur BOUCHARDAT et des formulaires qui ont précédé le sien et dont les matériaux sont par leur nature la propriété de tous; mais nous avons élagué de ces ouvrages tout ce qui n'était pas parfaitement connu et usité, ne voulant faire qu'un livre utile et très bon marché à la portée de tous, et non un traité complet.

Nous n'avons pas la prétention de penser que ce *Mémento* soit suffisant pour les médecins, mais il leur sera très commode comme aperçu, et les élèves en médecine y trouveront à peu près la matière de leurs examens; — quant aux sœurs de Charité, aux curés et à toutes les personnes qui ont à porter secours aux malades avant l'arrivée du médecin, il leur sera d'une utilité incontestable. Nous ne parlerons pas des pharmaciens, car ils connaissent tous parfaitement les matières de cet opuscule; mais nous les prierons instamment de prendre ce *Mémento* sous leur protection et de le propager dans l'intérêt de la pharmacie : les médecins, en effet, formuleront d'autant plus qu'ils connaîtront mieux les propriétés des médicaments, leur mode d'administration, les ressources, en un mot, de la thérapeutique.

Dr QUESNEVILLE,
Rédacteur de la *Revue scientifique.*

SIMPLE NOTICE

A L'USAGE DE CEUX QUI VEULENT EMPLOYER

LES MÉDICAMENTS.

(Extrait des meilleurs traités de Thérapeutique.)

Avant de donner la liste des principaux produits chimiques et pharmaceutiques qui composent l'arsenal de la thérapeutique, nous donnerons aux personnes qui doivent en faire usage un aperçu général de l'action des médicaments et de leur application, suivant leurs propriétés, leur emploi en médecine et nous compléterons cet exposé par la manière de les formuler, et par des formules toutes faites des agents thérapeutiques les plus employés et les plus actifs, résumé dû en partie à l'excellent traité du Dr GALTIER.

Avant tout il est bon de rappeler que les médicaments agissent différemment suivant leur nature, leur mode d'administration ; que leur degré d'activité est relatif à leur concentration, leur quantité et même la durée de l'application, et que leur action en diffère aussi selon l'état de maladie des individus, — ils diffèrent encore dans leur action suivant l'âge, le sexe et l'habitude des malades, — et il en est de même suivant les lieux ; c'est ainsi que les Russes, les Anglais, supportent les médicaments à dose bien plus forte que les Français.

En général l'homme de 20 à 60 ans supporte une dose double de l'enfant de 10 à 15 ans ; de 3 à 5 ans le quart de la dose suffit, et le tiers seulement de 5 à 10 ans, au-dessous le sixième et même le huitième de la dose sera suffisant.

Les Médicaments sont divisés ordinairement dans les traités de thérapeutique en trois grandes classes :

Les MÉDICAMENTS ASTHÉNIQUES.
— STHÉNIQUES.
— PERTURBATEURS.

1o Les Asthéniques comprennent les ÉMOLLIENTS et les TEMPÉRANTS.

2o Les Sthéniques, les ASTRINGENTS, les TONIQUES et les STIMULANTS.

3o Les Perturbateurs, les EXCITANTS de la moëlle épinière, les ANTISPASMODIQUES, les NARCOTIQUES, les ALTÉRANTS.

Voici pour ce qui regarde la médication générale.

Vient ensuite la médication spéciale ou l'on trouve les DIURÉTIQUES, les SUDORIFIQUES, les VOMITIFS, PURGATIFS, RUBÉFIANTS et CAUSTIQUES, etc. etc. enfin une classe particulière est réservée aux SPÉCIFIQUES.

DES ASTHÉNIQUES.

Les agents pharmacologiques compris dans cette classe, ont pour caractère principal de diminuer le ton, l'énergie des organes, de ralentir leurs mouvements, d'affaiblir leur vitalité. — D'après leur composition et leur mode d'action ils se divisent en deux classes : les ÉMOLLIENTS composés d'un principe sucré mucilagineux, féculent, huileux, etc. et les TEMPÉRANTS qui renferment un principe acide.

Médication Émolliente.

Cette médication prend le nom d'ADOUCISSANTE, quand il ne faut que calmer la douleur, ou la chaleur siégeant sur quelque partie ; et d'ANTIPHLOGISTIQUE, lorsqu'elle doit combattre quelque inflammation.

Les Émollients divisés eux-mêmes en plusieurs classes suivant qu'ils sont sucrés, mucilagineux, féculants, huileux etc. sont :

1o Les SUCRÉS, — le sucre, le miel, la racine de réglisse ;

2o Les MUCILAGINEUX ou GOMMEUX, — la gomme arabique et les autres gommes ;

3o Les ORGANES MUCILAGINEUX, — la graine de lin, la guimauve, la mauve, la bourrache, la grande consoude ;

4o MUCOSO-SUCRÉS, — les dattes, les jujubes, les figues, et les raisins secs ;

5o MUCOSO-AROMATIQUES, — la violette, le coquelicot, le tussilage, le pied-de-chat, le bouillon-blanc, le capillaire ;

6° Les Fécullents ou Amylacés , — les fécules, l'amidon, la fécule de pomme de terre, l'arrow-root, le tapioca, le sagou, — Les Organes Fécu-lents salep, lichen d'Islande, orge, gruau, riz, canne de Provence, chiendent, blé de froment, maïs, farine de seigle.

7° Les Huileux , — l'huile d'olives, d'amandes douces, de lin, et le beurre de cacao.

8° Émollients appartenant au règne animal , — la cire, le blanc de baleine les graisses, la gélatine, la colle de Flandre, l'albumine, le lait.

Les Émollients dont nous venons de donner la liste sont indiqués dans les sur-excitations, les irritations, les inflammations légères, ils secondent les antiphlogistiques et accompagnent même cette dernière médication.

Nous allons indiquer les cas particuliers qui réclament tels ou tels émollients disposés par sections.

1° Les *Mucilagineux* s'appliquent à la plupart des cas et en particulier dans les irritations, les inflammations des organes gastriques, urinaires et pulmonaires. La Bourrache s'emploie comme sudorifique, béchique, expectorante; la Graine de Lin , dans les phlogoses des organes urinaires, la grande consoude, dans les hémorrhagies actives.

2° Les *Sucrés* se donnent rarement seuls, ils servent ordinairement d'édulcorants, ils s'emploient principalement dans les inflammations, les irritations des organes pulmonaires et du canal intestinal, le miel étant légèrement laxatif se donne dans les cas de constipation.

3° Les *Mucoso-Sucrés* conviennent surtout dans les affections catarrhales, un peu anciennes, des organes pulmonaires, ou vers la fin de la péripneumonie, de la pleurésie, dans la phthisie.

4° Les *Mucoso-Aromatiques* sont indiqués dans les irritations des organes gastriques, et surtout dans celles des organes pulmonaires, comme béchiques, expectorantes, lorsque ces organes ont été affaiblis par la durée de la maladie ou par une médication anti-phlogistique active, afin de les exciter momentanément et passagèrement. Ils conviennent aussi, et surtout le coquelicot, la violette, lorsqu'il est nécessaire de rappeler la transpiration, de faciliter, de seconder l'erruption cutanée dans la rougeole; la scarlatine, la variole.

5° Les *Féculents purs* (féculés) sont employés comme alimentaires, chez des personnes qui ont un estomac irritable: dans les affections chroniques des organes pulmonaires et gastriques ; dans les épuisements par suite de pertes trop abondantes. Les organes féculents peuvent être donnés dans les mêmes cas, le chiendent est surtout usité dans les irritations des organes urinaires, et le riz dans la diarrhée, la dyssentrie, les hémorrhagies actives. Quant à l'orge, le gruau, ils s'appliquent comme les mucilagineux et dans les mêmes cas.

6° Les *Gélatineux* s'appliquent comme émollients et alimentaires tout-à-la fois.

7° Les *Huileux* servent à faciliter l'expectoration dans quelques catarrhes, vers la fin des pneumonies, des pleurésies; à débarasser la poitrine des glaires chez les enfants. On les donne comme émollients ou laxatifs dans quelques coliques, dont la nature n'est pas bien connue; dans l'empoisonnement, afin de provoquer l'expulsion du poison par les selles.

8° L'*Albumine* se donne dans quelques irritations légères des organes gastriques ; elle sert surtout de contrepoison aux préparations de cuivre, de mercure et d'étain. Le Lait peut être employé dans les mêmes cas; il est aussi administré comme émollient et nutritif, et le petit-lait comme tempérant, émollient et légèrement diurétique.

Les *corps gras* servent à composer les préparations externes-émollientes.

Médication tempérante ou rafraichissante.

Le principal caractère de cette médication consiste dans la diminution de la chaleur, de la soif, dans le ralentissement de la circulation des mouvements organiques.

Les tempérants appartiennent presque exclusivement au règne végétal, ce sont ou des acides, tels que : l'acide citrique, tartrique, acétique, ou des fruits qui renferment ces acides ordinairement associés à une matière mucoso-sucrée ou gélatini-forme; alors ces organes participent en même temps de la médication émolliente et rafraichissante.

Les rafraîchissants conviennent en général pour modérer l'activité du système circulatoire, pour combattre les divers états fébriles continus qu'il est impossible de localiser. Ils sont employés comme désaltérants, rafraîchissants dans les grandes chaleurs d'été. Par leur impression acide, ils peuvent modifier la muqueuse gastro-intestinale dans sa sécrétion, sa vitalité. Enfin ils sont indiqués dans le scorbut, les hémorrhagies actives, et même dans les hémorrhagies passives, lorsqu'ils sont associés aux astringents.

Les Rafraîchissants ou Tempérants, sont :

1° L'acide *acétique* ou plutôt vinaigre-de-vin, les acides *citrique* et *tartrique*. — 2° Les *fruit acides* tels que : les citrons, le suc d'oranges, les groseilles, les pommes, les mûres, les framboises, l'oseille, et parmi les substances minérales la crème-de-tartre.

Les acides *tartrique*, *citrique*, le *vinaigre*, les *acidules mucoso-sucrés* ou *gélatineux*, comme la plupart des fruits acidules, sont les plus fréquemment employés comme tempérants, rafraîchissants et désaltérants, pour ralentir l'activité du système circulatoire, la réaction fébrile, calmer la soif, diminuer la chaleur générale, et la *limonade-vinaigrée* est préférée dans l'empoisonnement par les narcotiques.

Les *acidules mucoso-sucrés* ou *gélatineux* et en particulier l'orange, les groseilles, les pommes sont préférés dans les affections des organes pulmonaires, qui nécessitent la médication rafraîchissante, ainsi que chez les personnes dont les organes gastriques sont très-sensibles, très-irritables.

La *crème de tartre*, les *tamarins*, l'*oseille*, les *acidules mucoso-sucrés*, conviennent lorsqu'on veut entretenir le ventre libre; dans le cas d'embarras gastrique ou bilieux, afin de provoquer quelques selles, faciliter l'écoulement de la bile.

La *limonade sulfurique*, est indiquée dans les cas d'hémorrhagies, dans les affections scorbutiques, dans quelques cas d'inappétence.

L'*eau acidule carbonique* ou *eau de seltz factice*, convient dans quelques cas de nausées, de vomissement, d'anorexie, de gastrodynie, de gastralgie, etc., etc.

Enfin à l'EXTÉRIEUR, le *suc de citron*, le *vinaigre* étendus, servent à composer des GARGARISMES, des COLLUTOIRES raffraîchissants, et à l'état pur ou peu étendus, des INJECTIONS, des FOMENTATIONS, des TOPIQUES astringents usités dans les ulcérations atoniques, les affections gangréneuses, la pourriture d'hôpital, les hémorrhagies externes, etc.

DES STHÉNIQUES OU TONIQUES.

Contrairement à la médication asthénique, l'action physiologique des médicaments compris dans cette classe consiste dans le resserrement, la condensation des tissus, l'augmentation du ton, de l'énergie des organes, l'accélération de leurs mouvements. D'après quelques différences dans leur mode d'action et leur composition, ces agents pharmacologiques et par suite les médications toniques peuvent être divisés en trois classes. 1° Les *toniques-astringents*, (Médication tonique-astringente,) qui sont inodores, d'une saveur styptique, astringente, dont le caractère essentiel est de resserrer, de condenser les tissus, sans en accélérer les mouvements. Leur propriété du moins dans les substances végétales, parait résider dans le TANNIN. 2° les *toniques proprement dits*, (Médication tonique,) qui donnent plus de force plus de tonicité, plus de résistance aux tissus, sans cependant les contracter, comme les astringents; ils sont inodores, d'une saveur amère, ils se composent de préparations ferrugineuses, et de substances végétales contenant un principe extractif amer, extractorésineux, alcalin. 3° Les *toniques excitants*, (Médication tonique-excitante,) doués d'une odeur plus ou moins forte; leur saveur est amère, chaude piquante; non seulement ils tonifient les tissus, mais ils accélèrent aussi les mouvements organiques; ils contiennent, du moins les végétaux, des principes extractifs, extractorésineux, et surtout un principe volatil auquel ils doivent leur propriéte excitante.

Des Toniques Astringents.

A l'intérieur, les astringents conviennent contre les flux-muqueux et salivaires abondants; dans les diarrhées, le dévoiement, les dyssentries anciennes, dans les hémorrhagies passives ou actives; mais avec un peu de réaction fébrile, dans les hémorrhagies graves qui compromettent la vie des malades. Il faut alors les donner à dose élevée, ou à dose ordinaire mais très-rapprochée.

A l'EXTÉRIEUR, les astringents sont indiqués contre les hémorrhagies externes, les affections toniques des muqueuses avec super-sécrétion, les relâchements musculaires, les ulcérations, les plaies atoniques, sanieuses, fongueuses, gangréneuses, et pour résoudre les congestions séreuses ou sanguines, dissiper les congestions récentes ou succédant aux inflammations chroniques.

Les astringents minéraux moins irritants que les astringents végétaux doivent être préférés lorsqu'il y a réaction fébrile. L'*acide sulfurique* à la dose de 2 à 4 grains pour 1 kilo d'eau convient donc dans ce cas. — On l'emploie en outre dans la colique de plomb comme neutralisant le poison. L'*alun* convient dans les diarrhées, les dyssenteries, et en particulier dans les angines tonsillaires aiguës, la diphtérite, les ulcérations atoniques de la bouche, le *sulfate de zinc* est employé surtout en collyre, dans les ophtalmies chroniques, les congestions passives de la conjonctive, et en injection dans la gonorrhée. Le *sulfate de cadmium* pourrait le remplacer, et paraît même être préférable dans les ophtalmies.

Le *sulfate de fer*, est indiqué dans la chlorose, dans les hémorrhagies, chez les personnes scrofuleuses, pâles, bouffies; ainsi que le tartrate de potasse et de fer qui sert surtout pour les applications extérieures, comme résolutif dans les infiltrations sanguines ou séreuses.

L'*acétate de plomb cristallisé* se donne à l'intérieur, dans les hémorrhagies, la diarrhée, le dévoiement, la salivation mercurielle et surtout pour modérer les sueurs, la diarrhée chez les phthisiques, l'*extrait de Saturne* sert pour les applications extérieures dans les entorses, les contusions les congestions légères, les infiltrations sanguines ou séreuses.

Le *chlore* et les *chlorures* sont employés à l'extérieur dans les ulcérations, les plaies atoniques, gangréneuses et ils possèdent en outre la propriété antiseptique et désinfectante et passent comme préservatifs de la syphilis.

Parmi les substances végétales, — le *tannin pur* convient dans les hémorrhagies, les écoulements atoniques des muqueuses, les diarrhées, les gonorrhées, les leucorrhées, etc..

Le *cachou* est principalement employé comme tonique des organes gastriques ainsi que dans la diarrhée, le dévoiement; le *kino*, dans le diabètes, l'incontinence d'urine; le *ratanhia* est beaucoup vanté dans les hémorrhagies.

La *noix de galle*, l'*écorce de chêne*, la *tormentille*, la *bistorte*, sont des astringents énergiques qui ne s'emploient guère soit *à l'intérieur*, soit *à l'extérieur*, que lorsque l'on veut avoir un effet astringent, prompt ou persistant, comme dans les hémorrhagies graves, les flux muqueux abondants et anciens, les relâchements musculaires, etc..

L'*écorce* et les *fleurs de grenadier* ainsi que les *roses de Provins*, moins actifs que les astringents précédents, s'emploient dans les hémorrhagies peu intenses, lorsqu'on veut les combattre graduellement sans trop irriter les organes. Le *sirop de coings*, la *conserve de cynorrhodons*, se donnent dans la diarrhée, le dévoiement, ainsi que dans les hémorrhagies. On associe fréquemment ces derniers aux autres astringents.

Des Toniques amers.

Les *toniques amers* appartiennent au règne végétal. Les préparations ferrugineuses à l'état de métal, d'oxide ou de sel, ainsi que les eaux minérales qui renferment du fer composent les toniques minéraux; les toniques végétaux doivent leur propriété à la présence d'un produit extractif amer, extracto-résineux ou alcalin.

A l'intérieur les toniques amers conviennent spécialement dans tous les cas où il est nécessaire de relever le ton, l'énergie des organes gastriques, d'activer l'appétit, de faciliter la digestion, ainsi que dans les cas de diarrhées, de dévoiement, de pneumatoses, dépendant de la faiblesse du canal intestinal.

Ils sont surtout indiqués pour rendre l'hématose plus parfaite, pour activer l'assimilation, redonner aux tissus l'énergie qu'ils ont perdue, empêcher qu'ils ne s'infiltrent de liquides, favoriser la résorption de ceux qui sont épanchés (affections scrofuleuses, scorbutiques, chlorose, anémie, infiltrations, hydropisies atoniques, etc..) La plupart des toniques, et en particulier les préparations de quinquina sont employés comme anti-périodiques (fièvres, névralgies intermittentes); ces agents thérapeutiques conviennent aussi pour rétablir les muqueuses dans leur condition normale, dans quelques cas de flux muqueux abondants, d'affections catarrhales chroniques, sans réaction fébrile.

A l'intérieur les *ferrugineux* conviennent surtout dans l'anémie, la chlorose, les affections chlorétiques, chez les personnes pâles, bouffies, scrofuleuses, dans l'aménorrhée et la dysménorrhée avec atonie, dans les engorgements de la rate et les leucophlegmaties, qui succèdent quelquefois aux fièvres intermittentes etc..

Le *quinquina* est indiqué comme fortifiant des organes gastriques, dans les écoulements muqueux atoniques, et comme *antipériodique*, surtout les alcaloïdes et leurs sels.

Le *quassia* étant un amer pur, ne provoquant ni nausées ni vomissements, convient dans les dispepsies, les gastrodynies, les gartralgies atoniques.

Le *colombo* et le *simarouba* sont indiqués dans les diarrhées, les dyssenteries atoniques, et pour combattre les vomissements qui se manifestent chez les femmes enceintes.

Parmi les toniques végétaux indigènes, la *gentiane*, le *houblon*, la *petite centaurée*, sont usités comme corroborants des organes gastriques, ainsi que dans les affections scrofuleuses, rachitiques, etc..

Enfin la *chicorée*, le *pissenlit*, la *bardane*, la *fumetère*, la *saponaire* et la *patience*, réputés fondants et apéritifs sont surtout usités dans les affections chroniques du système cutané, et dans les affections rhumatismales anciennes. C'est probablement en modifiant la nutrition locale ou générale qu'ils donnent ces résultats thérapeutiques.

Des Toniques excitants.

Des préparations ammoniacales, quelques acides étendus, les eaux acidules gazeuzes, composent les excitants minéraux. Des produits résultant de la fermentation alcoolique, (vin, alcool) ou retirés des végétaux, tels que des huiles essentielles, des résines, des oléo-résines; des organes végétaux renfermant l'un de ces produits, associés assez souvent à des principes extractifs amers, ou extracto-résineux, composent les stimulants végétaux. A l'extérieur les toniques excitants conviennent dans les cas d'atonie des organes des sens, de faiblesses musculaires, d'infiltrations, d'hydropisies passives, d'engorgements indolents, viscéraux ou ganglionaires, dans les affections rhumatismales chroniques, les névralgies sciatiques. Ils sont indiqués aussi en *topiques* dans les ulcérations atoniques, les plaies sanieuses, gangréneuses; pour changer le mode de vitalité des inflammations chroniques, en hâter la résolution. Enfin on les donne en *vapeurs* sur la muqueuse nasale ou en *frictions* dans les cas de syncope, d'asphyxie, et en *injections* dans les écoulements atoniques des muqueuses.

A *l'intérieur* les agents excitants conviennent dans les affections atoniques du canal intestinal, lorsqu'il est nécessaire de stimuler le système nerveux abdominal, comme à la suite de quelques convalescences, dans quelques fièvres typhoïdes etc..

Les excitants donnés en *infusé* tiède procurent une diaphorèse salutaire dans les cas de *sueurs rentrées*, de *points-de-côté*, de *rhumes* survenus à la suite de réfroidissement, ainsi que pour favoriser ou rappeler quelques éruptions cutanées.

Les affections rhumatismales chroniques, des infiltrations, des hydropisies atoniques, des névralgies et surtout les névralgies sciatiques, réclament aussi dans beaucoup de cas la médication excitante appliquée à *l'intérieur* et à *l'extérieur*.

Des excitants minéraux.

Les Ammoniacaux et les alcooliques étant très-volatils, ayant une action excitante diffusible, conviennent comme stimulants du système nerveux ou de la circulation, dans les cas de syncope, d'asphixie, de défaillance, d'affaissement, de résolution des forces, toutes les fois enfin que l'on veut obtenir une stimulation prompte, de peu de durée. Les ammoniacaux sont indiqués comme sudorifiques dans les morsures des animaux venimeux, dans les affections rhumatismales chroniques. Ils sont considérés comme les spécifiques de l'ivresse. Les ammoniacaux et les alcooliques sont fréquemment employés à *l'extérieur*, comme stimulants ou comme irritants, dans les névralgies, les rhumatismes chroniques, les engorgements indolents. Le vin fort bon tonique et stimulant, d'un usage ordinaire, convient dans beaucoup de cas comme excipient des excitants, pour l'usage interne et surtout pour les applications extérieures.

Des Excitants extracto-aromatiques.

Dans cette classe se trouve la *grande absinthe* si célèbre dans l'antiquité, tonique excitant des plus actifs. — Recommandée dans les affections cachétiques, scorbutiques, scrofuleuses, dans le but d'activer la digestion, de régulariser l'assimilation. La *camomille Romaine* que l'on ordonne pour combattre les vapeurs, les spasmes légers, chez les femmes nerveuses, hystériques, ou hypocondriaques.

La *pyrèthre* recommandée dans les *engorgements*, les *gonflements* fluxionnaires indolents des glandes salivaires, des amygdales et autres parties de la bouche, ainsi que dans les douleurs rhumatismales des gencives. La pyrèthre en poudre est l'un des sternutatoires les plus violents. L'*aunée* peu usitée aujourd'hui, le *cresson de Para*, employés comme anti-scorbutiques. Le *raifort*, le *cochléaria* anti-scorbutiques très-renommés. — La *véronique* peu usitée aujourd'hui, la *sauge*, le *romarin*, la *lavande*, le *thym*, la *menthe*, la *mélisse*, l'*hysope*, etc., etc. plantes bien connues et qui forment la base de l'alcoolat vulnéraire, du vin aromatique, de la teinture vulnéraire etc. etc. L'*angélique* dont les tiges confites se donnent comme toniques et stomachiques. — L'*anis* qui jouit d'une réputation méritée dans les coliques venteuses. — Parmi les plantes exotiques, le *thé* qui est plutôt une boisson d'agrément qu'un médicament, stimule agréablement les organes gastriques, procure une chaleur douce à la peau, augmente la transpiration, et même la secrétion urinaire. L'*orange* dont on emploie, l'écorce, les feuilles, ainsi que les fleurs. Le *café* qui comme le thé est une boisson d'agrément, La *canelle*, le *laurier*, la *badiane*, la *cascarille*, la *vanille* qui est un excitant aussi efficace qu'agréable s'emploie surtout comme aromate, — on l'ajoute au chocolat pour le rendre plus digestif. Les *muscades*, le *gérofle*; le *poivre* ou *piment de la Jamaïque*, le *poivre-noir*, le *cubébe* qui a un emploi considérable et que l'on préfère même au *copahu* dans la blennorrhagie, le *gingembre*, les trois *cardamomes*, la *zédoaire*, le *galanga*.

Des Excitants Balsamiques.

Dans cette classe se trouvent le *baume de Tolu* dont le sirop et les tablettes sont employés dans la phthisie, dans les catarrhes chroniques pulmonaire et vésical. Le *baume du Pérou* qui jouit des mêmes propriétés; le *benjoin* qui ne sert qu'en parfumerie aurait les mêmes propriétés que le baume de Tolu; le *storax*, le *styrax*.

Des Excitants Oléo-Résineux.

Le *baume de copahu*, la *thérébenthine de Venise*, le *goudron*, le *bourgeon de sapin*, le *galipot*, l'*oliban*, le *baume de la Mecque*, la *résine Élémi*, le *mastic*, la *myrrhe*, le *bdellium* composent cette dernière classe.

===

MÉDICATION dite PERTURBATRICE.

Sous le titre de médication perturbatrice on réunit des agents modificateurs qui différant cependant beaucoup par leur composition, leurs effets physiologiques et thérapeutiques; ont pourtant cela de commun, qu'ils produisent dans l'organisme une espèce de trouble, de perturbation continuelle, inconnue dans la nature et appréciable seulement par les résultats thérapeutiques. Parmi ces agents thérapeutiques, il en est qui ont pour caractère essentiel de modifier d'une manière spéciale le système nerveux, de troubler, d'intervertir les phénomènes intimes de l'*innervation* (opiacés, anti-spasmodiques etc..), d'autres qui modifient au-contraire, les phénomènes intimes de l'*assimilation* (préparations iodurées, mercurielles, aurifères etc.

Nous diviserons donc les agents de la médication perturbatrice, en deux classes : 1° Les agents modificateurs du système nerveux ou de l'innervation, 2° les agents modificateurs de l'assimilation qui forment la classe des altérants.

1° *Médication de l'Innervation*

Cette classe peut se diviser elle-même 1° en excitants de l'axe cérébro-spinal ou médicaments qui agissent spécialement sur le système nerveux de la vie de relation et secondairement sur les muscles, sur les organes de la génération, 2° en excitants modifiant surtout le système nerveux de la vie organique (antispasmodiques), 3° d'autres enfin qui agissent à la fois sur le système nerveux de la vie organique et de la vie de relation, tels sont les *narcotiques* ou *stupéfiants*.

Excitants de l'axe cérébro-spinal

Cette classe comprend seulement le *phosphore*, l'*arnica montana*, la *noix vomique*, ou *strychnine*, l'*écorce* de la *fausse angusture* ou *brucine*, l'*ergot de seigle*.

Le *phosphore* est employé surtout comme excitant des organes de la génération, comme aphrodisiaque, et dans les paralysies des extrémités inférieures ; la manière la moins dangereuse de l'administrer, est dissous dans l'huile, c'est en général un médicament d'autant plus dangereux, qu'il peut être supporté à des doses différentes suivant les individus.

L'*arnica* est peu employé en France, mais très-célèbre en Allemagne comme vulnéraire, dans les coups, les chutes sur la tête. Il forme la base de la médication homœopathique.

La *noix vomique* ou *strychnine* qui en est la partie active, convient spécialement dans les cas de paralysie qui dépendent d'une lésion de la moelle épinière et aussi dans les paralysies et les faiblesses musculaires liées à une affection rhumatismale chronique, ainsi que dans les atrophies des membres.

La *fausse angusture* et la *brucine* jouissent des mêmes propriétés que la noix vomique, mais à un degré que l'on dit plus de douze fois moindre, ce qui la rendrait plus maniable et moins dangereuse que la noix vomique et la strychnine.

L'*ergot de seigle* (*seigle ergoté*) doit son emploi le plus important à la propriété spéciale qu'il possède de déterminer la contraction de l'utérus, ce qui le rend précieux pour hâter l'accouchement, dans les cas d'inertie de la *matrice*.

Excitants modifiant surtout le système nerveux de la vie organique
(ou Antispasmodiques.)

Les antispasmodiques sont spécialement indiqués pour combattre cette foule de désordres, fonctionnels de l'innervation dont la plupart n'ont pas de noms, et que l'on désigne sous les termes génériques de névroses, de convulsions, de spasmes. On peut diviser les antispasmodiques en deux sections : 1° Les ANTISPAMODIQUES ÉMÉNAGOGUES ; 2° les ANTISPASMODIQUES PROPREMENT DITS.

Antispasmodiques Éménagogues.

Cette classe comprend la *rue*, la *sabine*, le *safran*. Ces médicaments ont pour propriété spéciale de provoquer l'écoulement des règles. La *sabine* à dose médicamentaire, convient dans les cas d'amenhorrée avec atonie, fait blesse, trouble nerveux, à dose élevée, elle enflamme l'utérus et peut produire l'avortement. — La *rue* jouit des mêmes propriétés. — Le *safran* a des propriétés moins prononcées ; il est conseillé comme tonique et stimulant des organes gastriques. On l'administre avant le repas. Autrefois il était très-usité dans l'hystérie et autres affections spasmodiques. Il est regardé comme un bon éménagogue.

Antispasmodiques proprement dits.

L'*armoise*, le *tilleul*, les *fleurs* et *feuilles d'oranger*, antispasmodiques légers et en quelque sorte inoffensifs sont usités dans les spasmes, les troubles nerveux peu intenses des organes pulmonaires ou abdominaux. Ils servent fréquemment d'excipient aux divers antispasmodiques.

Les *gommes résines*, plus actives, d'un effet plus persistant, possédant des propriétés excitantes, demandent plus de soin dans leur application. Elles sont indiquées dans les névroses bronchiques gastro-intestinales et utérines qui revêtent surtout le caractère hystériforme. Elles passent pour éménagogues. La *gomme ammoniaque* se donne comme expectorante, incisive; l'*assa fœtida* dans la coqueluche, les palpitations nerveuses.

L'*éther* par sa propriété diffusible est indiqué toutes les fois qu'on veut imprimer une modification prompte, immédiate à l'innervation. On le donne à respirer dans la syncope, les lypothymies, les défaillances nerveuses. Il est indiqué pour modérer les névroses des organes gastriques ou pulmonaires qui offrent une certaine intensité, pour combattre les symptômes alarmants qui se manifestent dans le cours des maladies, contre les récrudescences nerveuses. On l'applique comme réfrigérant à l'extérieur. Il est très-inflammable et l'on ne doit pas s'en servir lorsque l'on a une lumière à côté de soi.

Le *camphre*, son usage est fréquent à l'extérieur comme sédatif et calmant, dans les affections rhumatismales et nerveuses; comme antiseptique dans les plaies qui offrent un mauvais caractère; et à l'intérieur dans les névroses des organes urinaires, dans l'asthme, les palpitations, les symptômes nerveux hystériformes, comme antiseptique et antispasmodique dans les maladies contagieuses, pestilentielles, les fièvres typhoïdes; c'est un fort bon antilaiteux.

La *valériane*, dans la chorée, l'épilepsie, l'hystérie et les symptômes hystériformes, la catalepsie, la danse de Saint-Guy, l'aménorrhée et la dysménorrhée nerveuses; comme antipériodique et anthelmintique.

Le *musc*, dans l'hystérie et les symptômes hystériformes, contre le délire et les symptômes nerveux qui se manifestent dans le cours des fièvres typhoïdes, inflammatoires, lorsque les antiphlogistiques ont échoué.

Le *castoréum*, contre les affections spasmodiques du bas-ventre, de l'utérus, tympanite intestinale, les coliques nerveuses, quelques aménorrhées et affections hystériformes.

L'*oxide de zinc* et le *sous-nitrate de bismuth* sont indiqués surtout dans les névroses des organes gastro-intestinaux, les crampes d'estomac, les gastralgies; — le premier l'est aussi dans les névralgies faciales, la coqueluche.

DES MÉDICAMENTS NARCOTIQUES.

Les Médicaments connus sous cette dénomination ont pour caractère fondamental de produire une sorte d'engourdissement, de stupeur. Ils manifestent leur action par de la céphalalgie; pesanteur de tête, des vertiges, hallucinations des sens, de la somnolence accompagnée surtout de rêvasseries fantastiques et du délire.

Les narcotiques appartiennent exclusivement aux végétaux, leur odeur est vireuse et porte au cerveau, surtout à l'état frais; leur saveur est amère, âcre et nauséabonde.

Les narcotiques peuvent être administrés à l'intérieur et à l'extérieur. Ils conviennent spécialement comme sédatifs, stupéfiants locaux dans les affections rhumatismales ou névralgiques pour calmer les douleurs résultant des désorganisations ulcéreuses, cancéreuses. A l'*intérieur* les narcotiques conviennent comme agents perturbateurs, ou comme stupéfiants du système nerveux.

Les *préparations opiacées* sont indiquées dans les insomnies, dans les supersécrétions muqueuses et glandulaires, diarrhées, dyssenteries, après la période d'irritation, dans le choléra, dans le tétanos, le delirium tremens, les névralgies, les affections rhumatismales, quelques névroses bronchiques ou gastro-abdominales; lorsqu'on veut augmenter la transpiration, accroître la chaleur animale, donner plus de plénitude au pouls; comme palliatifs dans les cas de désorganisation. La *morphine* et ses sels sont préférés lorsqu'on veut agir par la méthode endermique, et les *têtes de pavot* pour les fomentations, les injections sédatives calmantes.

La *thridace* convient comme somnifère, pour calmer les toux nerveuses, ou dans les cas de bronchite, de phthisie; mais on ne s'en sert que comme excipient et correctif des médicaments âcres, irritants.

La *belladone* est indiquée dans les toux nerveuses et convulsives et en particulier dans la seconde période de la coqueluche; dans l'asthme, les dyspnées, les palpitations nerveuses, fumée comme le tabac ou en fumigations; pour dilater la pupille, affaiblir la contractilité musculaire, dans les contractions spasmodiques de l'anus, du col de l'utérus, de la vessie, du canal de l'urètre. Les Médecins Allemands la donnent comme agent préservatif de la scarlatine,

Le *datura* reçoit les mêmes applications que la belladone, plus actif, il est moins fréquemment usité.

La *jusquiame* est surtout employée dans les névralgies et en particulier dans les névralgies faciales *(le tic douloureux)* dans les affections nerveuses *(crampes d'estomac, gastralgies)*, elle fait partie des *pilules de Méglin.*

La *morelle noire,* fort peu usitée, sert seulement à composer des fomentations dans les cas d'ulcérations, de cancers ulcérés, dans les inflammations chroniques etc.

Le *tabac desséché,* fort peu usité, est indiqué dans les leucophlegmaties, les hydropisies idiopatiques, dans l'œdème du poumon, dans les cas de syncope, d'asphyxie, d'étranglement herniaire par engouement.

La *ciguë* convient dans les affections scrofuleuses, les engorgements ganglionnaires ou viscéraux, les toux nerveuses ou convulsives : elle a été beaucoup vantée dans les cancers, les tumeurs cancéreuses, mais elle a eu peu de succès.

L'*aconit* préconisé dans les scrofules, les affections rhumatismales chroniques ou aiguës, convient aussi dans les hydropisies.

La *digitale* est indiquée dans les palpitations idiopathiques ou organiques, accompagnées surtout d'œdème, de leucophlegmatie, dans l'anasarque, les hydropisies.

L'*acide hydro-cyanique,* les *cyanures, l'eau distillée de laurier-cerise, d'amandes amères,* conviennent dans les palpitations idiopatiques ou organiques, contre les toux nerveuses ou convulsives, dans les cas de bronchites chroniques, la phthisie, les névroses gastriques, les crampes d'estomac, les gastralgies, les coliques nerveuses, et enfin les névroses désignées sous les noms de spasmes, de maux de nerfs. Dans ces derniers temps le soluté de cyanure de potassium a été vanté dans les névralgies, les rhumatismes, pour calmer les douleurs, ainsi que dans les cas de désorganisation.

Des modificateurs de l'assimilation ou des altérants

Les agents médicamenteux qui composent cette classe de la thérapeutique ont pour caractère fondamental de modifier la composition intime des tissus, et d'intervertir les phénomènes de l'assimilation. Ces agents modifient nonseulement l'assimilation en général, mais encore le système lymphatique. Ils paraissent aussi agir sur quelques organes en particulier. Les médicaments altérants sont opposés ordinairement à des états morbides constitutionnels ou acquis, en général profondément enracinés, qui paraissent consister surtout dans un vice de l'assimilation soit local, soit général. Ils sont considérés comme les spécifiques de la syphilis, ou du moins ce sont les agents qui comptent le plus de succès. Ils conviennent dans les affections scrofuleuses des parties molles ou des parties dures, locales ou générales; dans les engorgements ganglionnaires, viscéraux, lymphatiques, tuberculeux ou de nature douteuse; dans les affections chroniques du système cutané, papuleuses, tuberculeuses, squammeuses; on ignore complètement par quels changements organiques ils guérissent ces états morbides.

Des préparations iodurées. Elles conviennent surtout dans le goître, les affections scrofuleuses, les ulcérations, les engorgements de même nature, les affections chroniques du système cutané. L'*iodure de potassium* a été employé avec succès pour combattre les symptômes tertiaires de la syphilis. *Voir plus loin la notice sur les préparations d'iodure d'amidon.*

Les *préparations bromurées* ont été peu essayées, elles paraissent imiter les préparations d'iode.

Le *chlorure de barium* : comme traitement spécial des maladies scrofuleuses, des tumeurs blanches, soit par la méthode ordinaire, soit par la méthode contre-stimulante.

Des *préparations mercurielles* : comme *antisyphilitiques*, soit contre les symptômes primitifs ou consécutifs ; les *iodures, bromures, sulfures de mercure* sont employés spécialement dans ces derniers cas, et surtout dans les syphilis liées à quelques affections chroniques du système cutané. Comme *antiphlogistiques*, le *protochlorure* pour les inflammations viscérales et en particulier celles des membranes séreuses.

L'*onguent mercuriel* pour les inflammations cutanées ou celles du tissu cellulaire, dans la phlébite, les métropéritonites, la péritonite puerpérale; l'*emplâtre*, le *sparadrap de Vigo*, comme abortifs des pustules varioliques; l'*onguent mercuriel* l'*onguent gris*, comme fondants, résolutifs et antipédiculaires. L'*iodo hydrargyrate de potassium*, ou l'*iodure double de mercure et de potassium* convient surtout aux scrofuleux.

Les *préparations d'or* se donnent aussi comme antisyphilitiques et anti-scrofuleuses, mais elles ont perdu beaucoup de leur réputation.

Les *préparations arsénicales* : comme antipériodiques dans les fièvres intermittentes; dans les cancers superficiels et en particulier dans ceux de la face; dans les affections chroniques de la peau, tuberculeuses, éléphantiasiques etc.

DES MÉDICAMENTS SPÉCIAUX.

Les modificateurs spéciaux d'après l'organe ou les fonctions qu'ils modifient, sont divisés : en *modificateurs du système cutané*, désignés sous le nom de *sudorifiques*, parcequ'ils augmentent la transpiration ; 2° en *modificateurs des reins, de la sécrétion urinaire*, ou *diurétiques*; 3° en *modificateurs du canal intestinal*, distingués d'après leurs effets, en *vomitifs*, ou *émétiques* et en purgatifs, 4° les médicaments *irritants* et *vésicants*; et les *caustiques*. Enfin on distingue comme devant naturellement former une classe à part, les *sternutatoires*, et les *errhines* qui stimulent la muqueuse nasale, et provoquent l'écoulement du mucus, puis les *sialogogues, masticatoires, salivants*, trois expressions qui désignent des médicaments qui ont pour effet d'augmenter la *sécrétion* muqueuse, buccale et salivaire.

MÉDICAMENTS SUDORIFIQUES.

On les divise en *sudorifiques altérants* et *sudorifiques proprement dits* ou *mucoso-aromatiques*. Les premiers sont usités contre les affections chroniques, rhumatismales ou névralgiques, les engorgements invétérés, scrofuleux ou viscéraux, la syphilis constitutionnelle, les affections chroniques du système cutané, les hydropisies. Les seconds conviennent au-contraire lorsqu'on veut provoquer une diaphorèse prompte, immédiate; aussi sont-ils employés dans les affections récentes, aiguës, dans les maladies exanthémateuses, la scarlatine, la rougeole, la variole, dans les affections récentes des muqueuses, des séreuses.

Dans la classe des *sudorifiques altérants* on place les *préparations sulfureuses*, (soufre, acide sulfureux, sulfures de potassium, de sodium et de chaux); la s*alsepareille*, la *squine*, le *sassafras* le *gaïac*, la *dure amère*.

Dans la classe des *sudorifiques proprement dits*, les fleurs de sureau, de coquelicot, la bourrache, le tilleul, les fleurs de mauve, de guimauve, la violette, le thé que nous avons trouvés dans d'autres classes.

MÉDICAMENTS DIURÉTIQUES.

On les divise 1° en *diurétiques salins*; ils conviennent non-seulement dans les cas d'hydropisie, d'œdème, mais encore dans les engorgements ganglionnaires indolents ou viscéraux. En font partie : les carbonates de soude et de potasse, les acétates de potasse ou de soude, le nitrate de potasse. — 2° En *diurétiques végétaux non irritants* : ils conviennent spécialement en boisson dans les cas d'irritation, de réaction fébrile, lorsque les urines sont rares, colorées, non-seulement dans le but d'accroître la secrétion urinaire, mais encore de la modifier dans sa qualité. Dans cette classe se trouvent la *pariétaire*, l'*asperge*, le *petit houx*, l'*ache*, les *racines de persil, de fénouil, d'arrête-bœuf*. 3° En *diurétiques végétaux irritants* : ou l'on trouve la *scille*, le *colchique*,

le *caïnca*, qui conviennent surtout dans les hydropisies, les infiltrations atoniques; lorsqu'il est nécessaire de stimuler non-seulement les reins, mais encore les tissus, afin d'activer l'absorption intersticielle. 5° Enfin parmi les diurétiques que l'on ne peut classer que dans les produits animaux est l'*urée*, qui
paraît augmenter d'une manière notable la secrétion urinaire, sans accélérer
les mouvements organiques des autres appareils, l'urée serait donc un diurétique non irritant et dès lors très-précieux dans les cas d'hydropisie, d'œ-
dème etc. etc..

MÉDICAMENTS VOMITIFS.

L'emploi des *vomitifs* a pour but : 1° d'expulser les matières contenues
dans l'estomac, comme dans le cas d'indigestion, d'empoisonnement, de
corps étrangers engagés dans l'œsophage, le pharynx; 2° d'expulser les matières morbides et de modifier en même temps les secrétions muqueuses ou
glandulaires, comme dans les embarras gastriques ou intestinaux, muqueux
ou bilieux, les inflammations coueuneuses, le croup, l'angine coueuneuse,
l'angine tonsillaire, les engorgements bronchiques; 3° pour modifier la secrétion muqueuse et comme antipéristaltique, dans les diarrhées, les dyssenteries bilieuses, ou sans réaction fébrile; 4° comme moyen perturbateur
ou pour imprimer une secousse profonde à l'organisme, au système nerveux,
dans les cas de torpeur, de paresse intestinale, dans l'amaurose, quelques hydropisies et affections chroniques; 5° pour enrayer quelques maladies à leur
développement, la péritonite, la pleurésie, la péripneumonie, qui ne sont
pas franchement inflammatoires, ou qui se trouvent liées à un état bilieux;
6° pour rétablir quelques flux hémorrhoïdaires ou sanguins.
On distingue les *vomitifs minéraux* et les *vomitifs végétaux*.
Dans les premiers se trouve l'*emétique* qui à lui seul peut remplacer tous
les autres, c'est en effet le vomitif le plus prompt, le plus sûr et celui dont
l'usage est le plus fréquent. Les autres préparations d'antimoine : l'*antimoine
diaphorétique*, le *soufre doré d'antimoine*, et le *kermès* surtout s'administrent comme excitant de la muqueuse pulmonaire, pour favoriser l'expectoration, diviser les crachats; dans les catarrhes chroniques, l'asthme humide, les
dernières périodes de la pneumonie, des bronchites.
Parmi les vomitifs végétaux on distingue en première ligne l'*ipécacuanha*,
et c'est même le seul agent dont on se serve quand on n'emploie pas l'émétique. L'ipécacuanha serait en effet plus doux, produirait des secousses moins
fortes, modifierait d'une manière spéciale la secrétion muqueuse intestinale,
et serait plus particulièrement indiquée chez les enfants, chez les personnes
nerveuses, irritables. Parmi les autres vomitifs végétaux on trouve l'*asarum*,
la racine de violette, de pensée sauvage, etc.

DES PURGATIFS.

On désigne comme purgatifs les agents qui, par une action spéciale, ont
pour effet de provoquer les selles. L'expulsion des matières fécales ne constitue pas à elle seule, la médication purgative; d'autres effets physiologiques,
tels que la dérivation passagère établie sur le canal intestinal, l'augmentation
de la secrétion muqueuse ou glandulaire, la perturbation locale ou générale,
offrant dans beaucoup de cas autant et plus d'intérêt sous le rapport thérapeutique.
Les purgatifs, malgré leur effet commun, diffèrent non-seulement par leur
composition, mais encore par quelques-uns de leurs effets, ce qui les a fait
diviser en trois sections; en purgatifs 1° *laxatifs*, 2° *cathartiques*, 3° *drastiques*. Ces divisions sont importantes surtout pour les applications thérapeutiques.
1° *Des purgatifs laxatifs*. — Les laxatifs sont indiqués toutes les fois qu'il
est nécessaire de provoquer les selles, et qu'on redoute l'action irritante ou
les effets généraux des autres purgatifs : leur effet ne s'étend guère au-delà
du canal intestinal. Ils ne modifient pas sensiblement la secrétion muqueuse
intestinale ou glandulaire, ne déterminent point de congestions, d'afflux
sanguin; ils impriment seulement les contractions nécessaires à la sortie des

matières fécales; aussi sont-ils employés presque exclusivement à titre d'expulsifs. On les emploie dans les constipations chez les femmes, les enfants, les personnes nerveuses, irritables, etc. Les laxatifs sont en général des huiles fixes, des matières mucoso-sucrées, associées quelquefois à des sels acidules, comme dans le tamarin. Parmi les laxatifs les plus employés on distingue la *manne*, et surtout la *mannite* qui en est le principe actif dépouillé de la matière nauséuse qui rend la manne désagréable à prendre. *Voir plus loin la notice sur l'emploi de la mannite.* La casse, le *tamarin*, *l'huile de ricin*, *l'huile d'olives* ou *d'amandes douces* jouissent d'une grande réputation pour calmer les épreintes, dans la dyssenterie, et pour débarrasser les intestins des matières fécales cause d'irritation, ainsi que pour appaiser les coliques, les tranchées, dans les hernies étranglées par engouement.

2° Des *purgatifs salins.* — Ils ne sont point irritants, ils agissent non-seulement comme expulsifs, mais comme modificateurs spéciaux de la secrétion muqueuse intestinale et glandulaire; aussi les selles sont-elles séreuses ou séro-bilieuses. Ils sont employés à titre de dérivatifs pour diminuer la masse des liquides, dans le cas d'engorgement atoniques, succédant à l'inflammation, dans les infiltrations, les hydropisies, quelques congestions, pour diminuer enfin les liquides de l'économie, la partie séreuse du sang, sans agir sur la partie plastique. Les purgatifs salins ou minéraux sont la *magnésie*, les *carbonate*, *sulfate* et *citrate de magnésie*, le *sulfate de soude*, le *sous-phosphate de soude*, la *crème de tartre*, la *crème de tartre soluble*, le *tartrate neutre de potasse*, le *tartrate de potasse et de soude*, ou sel de *seignette*: enfin le *proto-chlorure de mercure* que l'on doit ne donner que bien lavé, c'est-à-dire exempt de sublimé corosif qui en ferait alors un poison violent. Malgré la commodité de ce purgatif, il est si susceptible de contenir du sublimé, ou de donner naissance intérieurement à ce composé, qu'il est préférable de l'abandonner.

3° Des *purgatifs drastiques.* — Ils conviennent spécialement dans les cas de constipation opiniâtre due à l'état de torpeur, de paresse intestinale, comme cela s'observe si fréquemment chez les vieillards. Leur indication est précise lorsqu'on veut établir une sorte dérivation sur le canal intestinal, provoquer la contractilité de cet organe, imprimer une secousse, un ébranlement profond au système nerveux, au système absorbant, dans les cas d'apoplexie, de paralysie, de paresse intestinale par défaut d'influx nerveux, dans les hydropisies non dépendantes d'une lésion organique.

Des différents drastiques. — La rhubarbe à petite dose de 2 à 12 grains, prise avant le repas, tonifie les organes gastriques, facilite la digestion, maintient le ventre libre. A la dose de 1/2 à 2 gros, elle purge doucement et sans colique. La rhubarbe convient surtout aux personnes affectées de diarrhée, de dévoiement muqueux ou bilieux, qui dépendent de l'atonie du canal intestinal ou de digestions imparfaites. Le *sené* est un purgatif qui tient l'intermédiaire entre les purgatifs cathartiques et les purgatifs drastiques. Il est irritant et cause des coliques, les follicules sont préférables comme moins irritantes. Le *jalap* est un purgatif assez violent. Il convient dans les constipations opiniâtres, lorsqu'il faut agir avec force sur le canal intestinal pour établir une dérivation, comme dans l'apoplexie, les hydropisies, les affections chroniques du système cutané. La *scammonée* est un purgatif drastique, âcre, irritant. Elle occasionne des tranchées, de l'agitation, de la chaleur abdominale, augmente considérablement la sécrétion muqueuse et biliaire. Le *nerprun* est indiqué lorsque l'on veut établir une forte dérivation sur le canal intestinal et surtout dans les hydropisies séreuses. La *gratiole* est un drastique dans le même genre, et encore plus violent. *L'aloès* est d'un emploi fréquent, non-seulement par les médecins, mais encore par le vulgaire. A la dose de 1 à 2 grains, pris avant le repas, il convient comme stomachique aux personnes qui ont l'estomac paresseux. Il relâche le ventre, rend les selles plus fréquentes chez les personnes habituellement constipées, par atonie du canal intestinal. On recommande l'aloès pour rétablir la sécrétion bilieuse dans les engorgements du foie, dans la jaunisse. L'aloès entre dans une foule de préparations bien connues et dont il forme la base; les pilules *ante cibum*, *angéliques*, *de clerambourg*, *savonneuses*, *écossaises de Bontius*, *de Rufus*, les *grains de santé*, *de vie*, *l'élixir de longue vie*, etc. etc.

La *gomme gutte* est un purgatif drastique très-violent, surtout donnée à haute dose et non mitigée par des poudres inertes qui en modèrent l'action locale. Elle produit alors des vomissements répétés, des coliques, des tranchées, des superpurgations et même l'inflammation du canal digestif. Elle forme la base des *pilules de Bontius*, qui ont joui d'une si grande réputation comme hydragogues. — L'*huile de croton tiglium* est un drastique inconstant dans ses effets. Elle est dangereuse pour peu que la dose soit forte. — 1 à 4 gouttes produisent de 6 à 10 selles. — Cependant une seule goutte d'une huile d'un brun rougeâtre, visqueuse, a provoqué 20 selles abondantes et séreuses, suivies d'une cuisson très-vive au fondement. On la recommande dans les mêmes cas que les drastiques que nous avons déjà passés en revue. — L'*huile d'épurge* paraît être un assez bon purgatif; — son action est douce, et elle n'a pas le goût pâteux de l'huile de ricin. La *coloquinte* est un drastique violent; son effet est accompagné de coliques violentes, de soif, quelquefois même de vomissement, de déjections sanguinolentes. On range encore parmi les purgatifs drastiques, la *bryone*, l'*élatérium*, l'*agaric blanc*, l'*ellébore*, l'*iris de Florence*, etc., etc.

Médicaments rubéfiants *et* vésicants.

Ces médicaments appartiennent aux trois règnes, — le règne minéral : l'*ammoniaque*; le règne végétal : le *garou*, la *moutarde*; le règne animal, les *cantharides*.

1° Comme *irritants* ou *stimulants locaux*, ils sont indiqués dans les cas de tumeurs, d'engorgements indolents, de diminution de la sensibilité, de la motilité; 2° comme *dérivatifs* dans les affections aiguës : terminaison lente, après l'emploi des antiphlogistiques; 3° comme *stimulants généraux* dans les affections graves, internes ou externes, avec collapsus, affaissement, prostration de l'innervation, de la circulation.

Les rubéfiants et les vésicants ne s'appliquent qu'à l'extérieur. Comme *vésicants*, on emploie de préférence l'emplâtre vésicatoire, le garou entier, et plus rarement l'*ammoniaque*, la *pommade ammoniacale de Gondret*; comme rubéfiants, l'ammoniaque étendue de 4 à 8 parties d'eau, la teinture de cantharides, et la moutarde sous forme de sinapismes, de bains sinapisés.

Médicaments caustiques.

Les applications thérapeutiques des caustiques découlent surtout de leur action locale. Ainsi, ils sont indiqués pour détruire les fongosités, les végétations des plaies, les porreaux, les verrues, les excroissances syphilitiques; pour changer le mode de vitalité des plaies, en hâter la cicatrisation, dans la pourriture d'hôpital, les plaies gangréneuses, les ulcérations atoniques, pour détruire certains virus, empêcher l'infection générale, le virus syphilitique, rabiéique, contre les morsures des serpents vénimeux; pour cautériser les inflammations de mauvaise nature qui ont une tendance à passer à la gangrène, le charbon, la pustule maligne, les inflammations couenneuses des muqueuses, buccale, pharyngienne, laryngienne, pour ouvrir les abcès froids, les humeurs séreuses ou hydatiformes indolentes; pour établir des exutoires ou fonticules; à titre de dérivatifs, dans les affections chroniques internes ou externes; enfin, on les emploie aussi contre les boutons cancéreux, les cancers ulcérés ou non, pour modifier, détruire les cicatrices vicieuses, combattre les rétrécissements du canal nasal, urétral, etc. Quelques caustiques sont usités comme *ectrotiques*, ou pour empêcher le développement de quelques maladies éruptives, la variole, etc.

Les caustiques sont la pierre à cautères, ou potasse caustique, à laquelle on préfère aujourd'hui le *caustique de Vienne*, qui est un mélange de potasse caustique et de chaux vive. — L'*ammoniaque concentrée*, employée seulement contre la morsure des animaux vénimeux, la piqûre des insectes. Le *chlorure de zinc*, recommandé par le professeur HANKE dans la pustule maligne, les ulcères syphilitiques, le fungus hématode, le nævi materni. Le *caustique de canquoin*, qui est un mélange de chlorure de zinc et de farine, à divers degrés, selon la force que l'on veut donner au caustique, et qu'il applique dans les cancers non ulcérés. Le *beurre d'antimoine*, qui est le plus violent des caustiques , d'après Trousseau. — 1/4 de grain sur la peau non dénudée, donne une escharre qui s'étend au-delà de l'épaisseur du derme, ce qui peut offrir un pouce de largeur. Ce caustique ne doit être employé qu'avec précaution et seulement à l'extérieur, sur des parties charnues, épaisses. L'*acide hydrochlorique* est employé par M. Bretonneau dans les affections couenneuses des muqueuses, des plaies, la pourriture d'hôpital. C'est un fort bon caustique dans les ulcérations atoniques de la bouche. Il convertit les fausses membranes en une espèce de gelée tremblotante qui se détache facilement. Étendu d'eau, l'acide hydrochlorique est employé en *lotion* ou *fomentation* dans les affections chroniques squammeuses de la peau ; il sert à composer des pédiluves , des manuluves irritants; on en met 60 à 120 grammes pour un bain.

L'*acide nitrique* (eau-forte.) — Il est usité pour détruire les verrues, les excroissances , les végétations. On l'applique à l'aide d'une baguette de verre. Le *nitrate-acide de mercure* a une action analogue à l'acide nitrique, il sert à cautériser les chancres, les ulcérations, les végétations syphilitiques. Le *nitrate d'argent fondu* ou pierre infernale est l'un des cathérétiques les plus importants et les plus employés. Son action sur la peau saine est lente, indolore. Le nitrate d'argent est fréquemment employé pour raviver les ulcères atoniques, détruire les chairs fongueuses, surtout chez les personnes lymphatiques, scrofuleuses; pour changer, modifier la vitalité dans les phlegmasies chroniques des muqueuses buccale, vaginale, nasale, pharyngienne. Ce caustique réussit encore dans les ophtalmies constitutionnelles non franchement inflammatoires, chez les enfants scrofuleux, ainsi que pour dissiper les nuages de la cornée succédant à l'inflammation oculaire. Il est indiqué aussi dans les ulcérations de la cornée ; on touche directement les parties affectées avec la pierre infernale. M. Ricord, dans le cas de blennorrhagie chronique ou aiguë chez la femme , d'uretro-vaginite, de catarrhe utérin, cautérise les parties affectées avec la pierre infernale qu'il promène tout autour du vagin, en partant du museau de tanche. Après la chute de l'eschare, on touche de nouveau les parties malades; assez souvent 2 à 4 cautérisations sont nécessaires. On emploie aussi le nitrate d'argent (10 à 12 grains par once d'eau distillée) dans la blennorrhagie chez l'homme; on fait ainsi avorter la maladie, ces injections conviennent aussi dans les blennorrhagies chroniques. M. Velpeau emploie aussi journellement le nitrate d'argent et avec succès, dans les blépharites ciliaire, glandulaire, muqueuse, granuleuse, la conjonctivite oculaire, la kératrite aiguë ou chronique. — L'*oxide rouge de mercure* (précipité rouge), est fréquemment usité comme excitant ou cathérétique, dans les ulcérations atoniques syphilitiques ou non, pour réprimer les chairs fongueuses et surtout dans les ophtalmies chroniques du bord des paupières avec ou sans ulcérations. — Le *sulfate de cuivre* est un cathérétique léger; il produit une escharre brune, dure, épaisse. Il s'emploie dans les ulcères fongueux, les aphtes , les ulcérations de la cornée, les chancres vénériens atoniques : on cautérise ces parties avec un fragment de ce sel. Il sert à composer des *injections*, des *lotions*, des *collyres* légèrement stimulants, dans les ophtalmies chroniques, les leucorrhées, les blennorrhées et autres écoulements muqueux atoniques. La *créosote*. — Elle est indiquée pour arrêter les hémorrhagies capillaires, celle des petits vaisseaux. — A l'intérieur on prétend qu'elle peut cautériser les poumons tuberculés.

DES MÉDICAMENTS DITS SPÉCIFIQUES.

Les médicaments spécifiques sont ceux qui sont destinés à combattre certains états morbides, sans qu'on puisse expliquer leurs effets thérapeutiques par leurs effets physiologiques, autrement dit, qui donnent les résultats thérapeutiques par une action propre à eux. Existe-t-il réellement des spécifiques? que les praticiens le nient, cependant comment expliquer le virus-vaccin comme préservatif de la variole; le mercure comme antisyphilitique, le quinquina comme antipériodique, l'écorce de la racine de grenadier contre le taenia.

Des Anthelmintiques ou Vermifuges.

Les anthelmintiques sont très-nombreux ; — mais les plus employés, avec raison, sont la *mousse de Corse*, vermifuge employé contre l'ascaride lombricoïde, non-seulement par les médecins, mais par le vulgaire. Le *semen contra* et son principe actif, la *santonine*, qui réussit aussi très-bien. — Doué de propriétés toniques et stimulantes, le *semen contra* est usité contre l'ascaride lombricoïde, et convient spécialement aux enfants atoniques, faibles. L'*écorce de racine de grenadier*, qui agit non-seulement comme toxique sur les vers, mais encore qui les expulse. La *fougère mâle* est toxique aussi pour les vers, mais ne les expulse pas.

Des anti-pédiculaires.

On désigne sous ce nom les agents thérapeutiques qui ont une action toxique sur les poux de la tête, du corps ou du pubis. L'onguent mercuriel, seul ou coupé avec du cérat, ou l'onguent gris, sont les meilleurs remèdes. Deux ou trois frictions et un bain suffisent ordinairement. Plusieurs substances ont été proposées comme anti-pédiculaires ; ce sont en général des médicaments âcres, irritants : la *cévadille*, la *staphysaigre*, la *coque du levant*, etc.. La poudre de cévadille, appelée *poudre de capucin*, a été employée dès l'origine contre les poux de la tête ; elle est encore fréquemment usitée en Provence. On en saupoudre la tête, ou on se sert de sa pommade. La cévadille fait aussi périr les punaises.

Antipsoriques.

Les antipsoriques sont les remèdes employés contre la gale. Plusieurs remèdes ont été proposés contre la gale ; les préparations mercurielles, les préparations sulfureuses, les substances âcres, irritantes, les huileux, et même les sulfureux occupent le premier rang. On l'emploie presque toujours, à l'extérieur, et sous diverses formes, en *fumigations*, en *pommade*, à l'état de *sulfure alcalin*. Il y a plusieurs traitements préconisés pour traiter la gale, il serait trop long de les décrire ici, ne faisant qu'énumérer, pour ainsi dire, l'emploi le plus usité des médicaments.

Ayant décrit les médicaments les plus importants, nous donnerons seulement la signification et la valeur des autres termes thérapeutiques, et nous indiquerons les agents principaux qui peuvent remplir les indications qu'ils expriment.

Abortifs. — Médicaments propres à produire l'avortement. Il n'y a pas d'abortif spécifique. La saignée, les dérivatifs sur les parties inférieures, peuvent à titre d'agents perturbateurs, provoquer l'avortement. Il en est de même des emménagogues dont nous avons déjà parlé.

Analeptiques. — Agents propres à restaurer les forces, à redonner de l'embonpoint au corps épuisé par des privations, des souffrances, des pertes abondantes. Ce sont des aliments très-nourrissants, de digestion facile, fournissant peu de matières fécales ; les féculents, le lait, les consommés, les gelées, les œufs, les viandes rôties, associés à des aromates légers, à des toniques amers, à des vins vieux toniques.

Antiaphrodisiaques. — Contre l'ardeur, les désirs vénériens. — L'arsenic à très-petite dose, à dose homœpatique passe pour éteindre les désirs vénériens, le camphre aurait la même propriété. Le nénuphar qui a joui d'une grande réputation chez les anciens, n'aurait pas à beaucoup près la vertu qu'on lui prête. Mais les meilleurs antiaphrodisiaques sans aucun doute sont le travail, la distraction, l'exercice, les boissons émollientes, rafraîchissantes, les bains, l'éloignement des objets d'excitation, la privation des lectures qui pourraient en être cause.

Antilaiteux. — Remède contre la sécrétion du lait. Il n'existe pas de spécifiques propres à ralentir, à supprimer la sécrétion laiteuse. — La pervenche, la canne de provence, le caille-lait, l'hypéricum, passaient pour antilaiteux. Le camphre parait diminuer d'une manière spéciale la sécrétion du lait, on le prend en lavement ; et il est fort recommandé dans le *poil*. Le défaut d'allaitement et la diète, les sudorifiques, les diurétiques, les purgatifs, sont les antilaiteux les plus rationnels.

Contrepoisons. — Toutes les substances propres à neutraliser les poisons, à rendre leur effet nul sur l'économie, portent le nom de contre-poison. Il faut qu'on puisse les donner en assez grande quantité sans être nuisibles. Il n'y a pas de contre-poison général, autrement dit qui s'applique à tous les poisons. La première indication à remplir dans un cas d'empoisonnement, c'est de chercher à provoquer l'expulsion du poison par le vomissement ou par les selles. On administre ensuite le contre-poison, quelquefois même pendant l'effet vomitif ou purgatif.

M. Berbey, pharmacien très-distingué à Dôle, a publié dans un format commode et à un prix très-bas, 1 fr., un petit Traité excellent sur les premiers secours à donner en attendant l'arrivée du médecin contre les empoisonnements, asphyxies, morsures d'animaux vénimeux, etc., etc. Nous allons extraire de ce petit volume quelques-unes des indications les plus importantes.

Empoisonnement par les acides. — Saveur acide brûlante et désagréable; saveur âcre au fond de la gorge et de l'estomac, puis à l'abdomen; haleine fétide; envies de vomir; vomissements quelquefois mêlés de sang et bouillonnants sur le carreau; hoquet; constipations ou plutôt selles abondantes; pouls fréquent et régulier; soif ardente; frissons, sueurs froides, gluantes, difficulté d'uriner; face pâle, livide; intérieur de la bouche et des lèvres noir, rouge-jaune. — *Secours à donner.* — Gorger le malade d'eau dans laquelle on aura délayé 30 grammes de magnésie calcinée par litre. On donnera un demi-verre de ce liquide toutes les deux minutes, afin de favoriser le vomissement, que l'on provoquera avec les doigts ou avec la barbe d'une plume. A défaut de magnésie, on pourra donner du carbonate de soude ou de chaux, — et même du savon 15 grammes dissous par litre d'eau, ou même des blancs d'œufs délayés dans l'eau. — Le bleu en liqueur, qui est une solution d'indigo dans l'acide sulfurique, et qui deviendra poison par son acide, devra être traité de la même manière.

Empoisonnement par les alcalis concentrés. — Saveur âcre, caustique, urineuse; vomissement ne bouillonnant pas sur le carreau; convulsions horribles. Tous les alcalis sont très-solubles dans l'eau, développent dans la bouche une saveur âcre, urineuse, verdissant les couleurs bleues végétales. Tous sont d'une grande causticité. — *Secours à donner.* — On donnera plusieurs verres d'eau acidulée, soit de vinaigre ou de jus de citron. A défaut de ces substances, on peut administrer l'acide tartrique, 10 grammes par litre d'eau, ou même de l'acide sulfurique, ou muriatique étendu d'eau jusqu'à ce que l'acidité soit supportable. En un mot, tout corps acide est le contre-poison des alcalis, comme tout corps alcalin est celui des acides. Seulement il ne faut pas que les acides ou les alcalis que l'on introduirait pour se neutraliser réciproquement soient des poisons eux-mêmes.

Empoisonnement par les sels de mercure. — Saveur âcre métallique, sentiment de brûlure au fond de la gorge, resserrement à l'arrière-bouche, dans l'estomac et les intestins; envies de vomir; rapports fréquents et fétides; hoquet; pouls accéléré, petit, serré, quelquefois inégal, fort; difficulté d'uriner; crampes; extrémités glacées; prostration complète; face décomposée; délire. — *Soins à donner.* — Le proto-sulfure de fer hydraté est le contre-poison des sels de mercure; — on en délayera donc dans l'eau et l'on donnera ce mélange par verres. A défaut de cet antidote, délayer quatre à cinq blancs d'œufs frais dans deux litres d'eau froide, que l'on donnera par demi-verre toutes les deux minutes, afin de favoriser le vomissement. On peut encore donner du lait en abondance, ou même de la farine délayée dans l'eau, ou bien encore une boisson mucilagineuse, que l'on prépare, soit avec de la graine de lin, soit de la racine de guimauve.

Empoisonnement par les sels de cuivre. — Goût de cuivre insupportable, puis bientôt douleurs d'estomac, maux de tête, vomissements, coliques violentes, selles fréquentes et teintes de sang; convulsions, délire, sueurs froides. — *Soins à donner.* — Le proto-sulfure de fer hydraté délayé dans l'eau, comme pour les sels de mercure, et à son défaut, blancs d'œufs battus dans l'eau, — lait coupé d'eau, boisson mucilagineuse de lin ou de racine guimauve.

Empoisonnement par l'arsénic. — Une sensation de chaleur à la bouche, et des constrictions à la gorge; une saveur métallique; des douleurs d'estomac; des vomissements; des matières sanguinolentes; des coliques violentes; des selles rougies par le sang; la peau est brûlante, la soif vive; des convulsions, des défaillances, le délire. — *Soins à donner.* — Boire abondamment de l'eau dans laquelle on aura délayé 100 gram. d'hydrate de péroxide de fer. Ne cesser de favoriser le vomissement par une abondance d'eau tiède ou de liquide albumineux; la magnésie délayée dans l'eau est, suivant M. MANDEL, de Nancy, et aussi d'après M. BUSSY, qui a publié un Mémoire à ce sujet, un très-bon antidote de l'arsénic.

Empoisonnement par le plomb. — Saveur sucrée, astringente, métallique, désagréable, resserrement à la gorge. — *Secours à donner.* — Faire boire de l'eau dans laquelle on aura fait dissoudre 10 gram. de sulfate de soude par litre, ou de sulfate de magnésie. A défaut de ces deux sels, boire de la limonade sulfurique, et au besoin de l'eau de savon, qui forme avec les sels de plomb un composé insoluble.

Empoisonnement par l'antimoine. — Les symptômes sont les mêmes que pour l'empoisonnement par le mercure. — *Soins à donner.* — Provoquer le vomissement avec de l'eau tiède; donner à plusieurs reprises une solution aqueuse de tannin (une prise par verre). A défaut de tannin, on peut employer toutes les substances qui contiennent du tannin (la décoction de noix de gale, d'écorce de chêne, de maronnier).

Empoisonnement par le nitrate d'argent. — Lèvres tachées ou pourpres. La membrane qui tapisse l'intérieur de la bouche présente des parties brûlées. L'antidote est l'eau salée (chlorure de sodium), qui forme avec les sels d'argent un précipité insoluble.

Empoisonnement par le sulfure de potasse. — *Bains de Barège.* — Le meilleur contre-poison sera une dissolution de sulfate de fer, 10 à 15 gram. dans un litre d'eau; et, comme pour les autres empoisonnements, favoriser le vomissement par une décoction tiède de lin ou de guimauve.

Empoisonnement par les fruits vénéneux. — Expulsion du poison par un vomitif d'abord, puis un purgatif. Ensuite, boire en abondance des infusions émollientes, et un peu d'eau sucrée éthérée en cas de syncope.

Empoisonnement par les cantharides. — Nausées, vomissements, selles copieuses, souvent sanguinolentes, coliques violentes, douleurs atroces à l'épiderme, ardeur extrême de la vessie, urine sanguinolente, parfois horreur des liquides; convulsions, délire. — *Soins à donner.* — Provoquer le vomissement en faisant boire abondamment de l'eau tiède, ou bien une décoction de guimauve, de lin, ou de mauves, ou bien encore de l'orgeat, du lait d'amandes. Injecter dans la vessie des liquides mucilagineux. Si l'ardeur de la vessie persiste, frotter la partie interne des jambes, des cuisses et le ventre, avec de l'huile camphrée: plus des fomentations émollientes sur le ventre, et un lavement avec le même liquide. Si on a du camphre, une infusion de lin camphrée en boisson, en lavement ou en injection dans la vessie.

Empoisonnement par l'opium ou ses préparations. — Stupeur plus ou moins profonde, ou état de narcotisme effrayant; il peut encore exciter, exalter toutes les fonctions et amener une sorte de délire, d'aliénation mentale. *Soins à donner.* — Provoquer le vomissement avec l'émétique *(à l'aide de 4 à 5 grains)* donner ensuite une solution de tannin dans l'eau, — une prise par verre d'eau et à défaut de tannin, toute décoction de plantes en contenant. Après l'expulsion du poison, donner des boissons acidulées, préparées avec le suc de citron, le vinaigre, de l'eau sucrée, de la limonade, et combattre la somnolence au moyen d'une forte infusion de café à l'eau.

Empoisonnement par l'acide prussique ou les plantes qui le contiennent, comme le laurier-cerise. C'est le plus violent des poisons: frappant comme la foudre, il laisse peu d'espoir de guérison. Le chlore peut jusqu'à un certain point être le contre-poison de l'acide hydrocyanique par la décomposition qu'il lui fait éprouver, en acide hydrochlorique et en cyanogène; mais comme il se forme en même temps du chlorure de cyanogène qui est tout aussi vénéneux, on ne peut guère espérer en ce moyen qui cependant est le seul employé. — L'alcali volatil est considéré aussi comme antidote. —

On en prend dix à douze gouttes dans un verre d'eau, et on en fait aussi respirer; — l'ammoniaque agit ici non en détruisant le poison, mais en réveillant la sensibilité et la contractilité. — On administre 4 à 5 grains d'émétique, et on verse sur la tête, sur la nuque et sur tout le trajet de l'épine dorsale de l'eau très-froide ; placer sur la tête une vessie remplie de glace concassée. Plus tard, on donnera une tasse de forte infusion de café, préparée en versant un litre d'eau bouillante sur 200 grammes de café moulu. On en donnera par tasse à une heure d'intervalle.

Empoisonnement par les champignons vénéneux. — Les champignons vénéneux n'agissent souvent qu'après douze heures et même une journée entière. Ils excitent des nausées, des vomissements abondants, des déjections et des urines sanglantes, des douleurs d'estomac et des tranchées violentes, la soif ardente, le transport et l'oppression, le gonflement des hypocondres. On a des anxiétés, un grand accablement, les extrémités froides. — *Soins à donner.* — L'éther sulfurique paraît être le souverain remède contre cet empoisonnement. On favorise d'abord l'évacuation du poison avec 2 grains d'émétique dans trois cuillères à bouche, à un quart d'heure de distance : on donnera ensuite de l'eau sucrée avec huit à dix gouttes d'éther sulfurique. Si des douleurs vives se font sentir dans l'abdomen, on aura recours aux émollients, aux mucilagineux ; si, au-contraire, il y a délire, agitation, les sinapismes, les vésicatoires sont indiqués.

On agira de même pour les empoisonnements par les poissons et les viandes gâtées. L'éther sulfurique est également souverain dans ce dernier cas.

Empoisonnement par les plantes vénéneuses. — Ardeur et constriction à la bouche, à la langue, à l'œsophage, à l'estomac et aux intestins; douleurs violentes dans le canal digestif, dans l'estomac et dans l'œsophage; hoquets, nausées fréquentes, vomissements douloureux, opiniâtres, quelquefois sanguinolents, avec ou sans ténesme; respiration gênée, accélérée, sueur froide; face décomposée; convulsions et contorsions horribles. — *Soins à donner.* — Administrer de l'eau gommée, de l'eau de lin, une infusion de fleurs de mauves ou de racines de guimauve, ou de l'eau sucrée. Faire boire beaucoup. — Bains et fomentations émollientes. — Les douleurs abdominales sont-elles nulles ou peu intenses, les vomissements fréquents, l'abattement et la sensibilité très-remarquables; on donne quelques tasses d'infusion de café.

L'empoisonnement par les plantes vénéneuses, comme l'aconit, le tabac, l'ellébore, la noix vomique, la ciguë, les coques du levant, la rue, la digitale pourprée, le datura, etc. Agitation, crisaigus, mouvements convulsifs des muscles de la face, des mâchoires et des membres; douleurs plus ou moins aiguës à l'estomac et dans l'abdomen; souvent nausées, vomissements opiniâtres et déjections alvines. — Pour la noix vomique, il y a raideur convulsive de tous les muscles du corps, puis excitation du cerveau et de la moëlle épinière ; tête renversée en arrière, respiration difficile; asphyxie imminente. — *Secours à donner.* — Faire vomir avec 3 ou 4 grains d'émétique dans deux verres d'eau, que l'on prendra en deux fois, à quinze ou vingt minutes d'intervalle ; l'effet en sera favorisé par la titillation à la gorge. L'estomac débarrassé on purgera avec l'eau de sedlitz ou le sulfate de soude, pour obtenir cinq à six évacuations ; ensuite on donnera de la limonade ou de l'eau sucrée vinaigrée; on peut donner aussi de l'eau de graine de lin, de l'eau sucrée, (en boire avec abondance). Les plantes vénéneuses, sont malheureusement très-communes dans les campagnes, et il en résulte journellement des méprises qui peuvent avoir des suites dangereuses.

Empoisonnement par les plantes narcotiques. — Jusquiame, belladone, morelle, laitue vireuse; — même traitement que pour l'opium à l'exception du tannin et des boissons qui le contiennent, qui ici est inutile.

Empoisonnement par la morsure d'animaux vénéneux, — ou poisons dits putréfiants. — Morsure du chien enragé; le poison de la rage se communique ordinairement par une morsure qui, cependant, se guérit tout aussi promptement qu'une blessure ordinaire ; mais ensuite le malade y ressent de la douleur; à mesure que cette douleur s'étend vers les parties voisines, il devient triste, son sommeil est inquiet et interrompu par des rêves effrayants. Il soupire, il est sombre, il aime la solitude; puis quand les convulsions, l'envie de frapper ou de mordre, l'horreur des liquides sont déclarées, le malade est voué à une mort certaine; aussi faut-il prévenir le mal. — *Moyens de guérison*. — Toute personne mordue par un animal enragé ou soupçonné tel, devra aussitôt presser sa blessure, pour en faire sortir le sang et la bave. La laver ensuite avec de l'alcali étendu d'eau, ou de l'eau salée ou même de l'urine, faire ensuite chauffer à blanc un morceau de fer que l'on appliquera profondément et à plusieurs reprises, pour détruire le venin dans tous les tissus; y faire des incisions, à la rigueur, on peut encore cautériser avec le beurre d'antimoine, ou la pierre infernale, ou même l'acide sulfurique concentré; mais le fer rougi à blanc est préférable. Ces moyens suffisent pour écarter toute espèce de danger. — Calmer le moral du malade, et lui donner une infusion de feuilles d'oranger avec quatre gouttes d'alcali volatil, pour le faire suer. — Si la morsure est ancienne, l'ouvrir, la cautériser et la faire suppurer.

Morsure de la vipère et des serpents venimeux. — La morsure de la vipère détermine toujours des accidents graves et quelquefois même mortels. Une douleur vive se fait sentir à l'instant dans tout le membre affecté, et se propage bientôt jusque dans l'intérieur du corps. La partie blessée s'engorge avec rapidité. Cet engorgement, pâle d'abord, devient livide et se couvre de plaques noires comme gangreneuses. Le malade éprouve des défaillances; il vomit; sa respiration est gênée; sa vue et ses facultés intellectuelles sont troublées; la peau se couvre d'une sueur froide; et quelquefois la mort survient. — *Soins à donner*. — Répandre aussitôt sur la piqûre quelques gouttes d'alcali, en frictionner le pourtour de la plaie, et faire prendre 5 à 6 gouttes du même remède dans une tasse de tilleul chaud et sucré; rester au lit, y provoquer des sueurs. Après ces premières précautions, qui suffisent ordinairement, si le mal persiste, pour plus de certitude, il faut avoir recours à la cautérisation, et agir, dans ce cas-là, de même que pour la morsure du chien enragé.

Piqûre du scorpion et des insectes venimeux. — Il faut frictionner la piqûre avec de l'alcali volatil; ou bien encore appliquer, à plusieurs reprises, sur l'endroit douloureux, un mélange de 2 parties d'huile d'olives et 1 partie d'alcali volatil, ce qui suffit toujours pour faire disparaître les accidents.

Des cordiaux. — Ce sont des médicaments propres à relever les forces dans les défaillances, dans certains affaissements passagers de la circulation, de l'innervation, avec résolution musculaire. Les cordiaux paraissent agir primitivement sur l'estomac et secondairement sur la circulation, le système nerveux et les autres fonctions. Ce sont des substances toniques, stimulantes, — des vins généreux.

Des cosmétiques. — Agents propres à donner au corps, surtout aux parties apparentes et en particulier au visage, de la fraîcheur, de la blancheur, de la beauté, enfin tout ce qui peut plaire. Il y a de bons et de mauvais cosmétiques, il y en a aussi de dangereux, beaucoup d'insignifiants.

Des dépuratifs. — Les médicaments considérés en général comme dépuratifs sont : les toniques amers, la saponaire, la patience, la bardane, la chicorée, les crucifères, les sulfureux. — La présence d'un virus dans l'économie, les changements apportés dans l'assimilation des tissus par suite d'un travail morbide qui s'est longtemps prolongé, les affections chroniques cutanées, les engorgements chroniques lymphatiques ou viscéraux, etc. Tels sont les cas où sont indiqués les dépuratifs.

Des désinfectants. — Agents propres à détruire l'infection de l'air, des lieux, des objets, des individus par des émanations putrides, miasmatiques, etc. Les vrais désinfectants sont de nature gazeuse. — L'acide sulfureux et surtout le chlore et les chlorures, gaz qui agissent en décomposant les émanations miasmatiques. Les fumigations avec des substances balsamiques, aromatiques, le sucre, le genièvre, etc. brûlés sur des charbons ardents, ne font que masquer l'odeur des miasmes sans les décomposer. Pour purifier les liquides, rendre l'eau potable, pour désinfecter les fosses d'aisance, le meilleur moyen est le charbon en poudre qui agit en absorbant les matières gazeuses, causes de la mauvaise odeur.

Des expectorants. — On désigne ainsi les médicaments qui provoquent la sortie des mucosités des voies aériennes, autrement dit l'expectoration.

Il n'y a pas d'expectorant spécifique, tel ou tel agent agira comme expectorant selon la nature de l'état morbide qui s'oppose à l'expectoration.

Des fondants. — Médicaments qui auraient la propriété de fondre, de dissiper les engorgements soit internes, soit externes formés par la stagnation d'humeurs *épaissies, accumulées* sur un organe, mais comme pour les expectorants, il n'y a pas de fondant spécifique, et chaque maladie exige un traitement différent.

Des odontalgiques. — Remèdes propres à guérir les douleurs des dents, par conséquent variables comme la cause de ces douleurs. Si elles dépendent de l'inflammation de la pulpe dentaire, les antiphlogistiques sont odontalgiques. Si elles sont dues à la carie, la cautérisation avec les acides, avec le fer chaud, les substances âcres caustiques, les alcoolats aromatiques, les teintures, l'huile essentielle de girofle, la créosote, etc. conviennent spécialement. — Si c'est une névralgie dentaire, les opiacés, les antispasmodiques, les dérivatifs sont indiqués.

Des répercussifs. — Modificateurs externes destinés à répercuter, à refouler les liquides de l'extérieur à l'intérieur, avant qu'ils ne se soient combinés avec nos tissus, afin de prévenir ou d'arrêter certains états morbides. Les répercussifs se composent en général de substances astringentes ou réfrigérantes. L'eau froide, la glace, la neige, etc. Ce traitement doit être conduit avec prudence, car il deviendrait dangereux s'il était mal appliqué. En général ce n'est guère que dans les irritations, les inflammations superficielles, pour combattre les inflammations érysipélateuses, dans les fractures, les brûlures, qu'on emploie les répercussifs. On en tire encore un très-bon parti dans les cas d'entorse, de coups, de contusions, surtout lorsqu'on y joint la compression. On emploie principalement les astringents salins, l'extrait de saturne, etc.

Stomachiques. — On donne ce nom aux médicaments qui peuvent remédier au trouble de la digestion. Comme ce dérangement peut dépendre de causes différentes, les émollients, les toniques, les antispasmodiques, etc. peuvent selon la nature de l'état morbide, rétablir la digestion. Cependant on considère comme stomachiques, les toniques amers, la gentiane, le genièvre, la centaurée, les toniques aromatiques, l'absinthe, le vin et ce n'est que dans les cas d'atonie des organes gastriques que ces stomachiques sont employés.

Des vulnéraires. — Médicaments propres à la guérison des plaies, des blessures, des coups, des chutes, à remédier à leurs accidents, etc. Ce sont des substances stimulantes, alcooliques, l'eau vulnéraire, l'alcoolat vulnéraire, qu'on donne à l'intérieur et qu'on applique à l'extérieur. Il n'y a pas nécessité de donner de stimulant à l'intérieur, si ce n'est pour combattre l'affaissement du système nerveux produit par l'accident, la peur, etc.

<hr>

DE LA MÉDICATION COMBINÉE.

C'est l'association des médicaments entre eux; on peut la faire sous le point de vue chimique, physiologique et thérapeutique. Sous le premier point de vue, on n'associe que bien rarement les médicaments qui ont entre eux une action chimique; au contraire, on cherche toujours à l'éviter, si ce n'est lorsque leur effet doit résulter de cette réaction.

Sous le point de vue physiologique, tantôt on se propose : 1° d'affaiblir l'action locale d'une substance âcre, irritante, propriétés qui nuiraient à son absorption, et par conséquent à ses effets thérapeutiques; c'est ainsi qu'on associe assez souvent les émollients sucrés, mucilagineux, des poudres inertes, aux préparations mercurielles, aux purgatifs drastiques. Les opiacés, les émollients, aux matières oléo-résineuses, surtout lorsqu'elles sont données en lavement; 2° de masquer quelques-unes des qualités du médicament pour en rendre l'administration plus facile, c'est ainsi qu'on édulcore, qu'on aromatise les potions, les tisanes, etc., etc.; 3° de masquer leur saveur et d'activer à la fois leur action; les stimulants aromatiques associés aux laxatifs en masquent la saveur fade, nauséeuse et en activent l'effet, en accélérant la contractilité du canal intestinal.

Sous le point de vue thérapeutique, l'utilité de l'association des médicaments est puisée dans la connaissance de l'état morbide, des complications, des circonstances idividuelles, accidentelles, et c'est ainsi que dans la convalescence des longues maladies, ou dans les affections organiques qui ont retenti sur toute l'économie, qui l'ont plongée dans un état d'atonie, de faiblesse, il convient d'associer les analeptiques avec les toniques, et surtout les toniques amers qui donnent à l'estomac, aux tissus, le degré de tonicité convenable pour l'assimilation des aliments. Dans certains états morbides, constitutionnels ou accidentels, généraux ou locaux, lorsqu'il y a atonie générale, on emploie les médicaments propres à combattre ces états morbides. associés à d'autres agents qui puissent relever les forces de l'organisme affaiblies, soit par l'état morbide, soit par l'agent thérapeutique, propre à le combattre et qui peut amener cette faiblesse eu provoquant quelques sécrétions, en modifiant l'assimilation.

Les modificateurs de l'innervation, dans les affections nerveuses idiopathiques, sont assez souvent associés entre eux, les antispasmodiques avec les opiacés. Lorsque ces maladies se trouvent liées à un état inflammatoire, on leur associe les émollients, les antiphlogistiques qui, dans ce cas, forment presque exclusivement la base du traitement. Si elles coïncident avec un état de faiblesse, leur association avec les agents sthéniques, les toniques, les astringents, surtout s'il y a supersécrétion, et les stimulants, convient spécialement.

DE LA MANIÈRE D'EMPLOYER LES MÉDICAMENTS.

Avant de faire connaître la manière d'employer les agents pharmaceutiques dont on se sert en thérapeutique, nous commencerons par donner le tableau des nouvelles mesures et des nouveaux poids employés aujourd'hui et exigés même des Médecins et Pharmaciens. Les doses des médicaments à employer s'indiquent par poids, mesures et nombres. Les poids s'appliquent à tous les médicaments en général.

Rapport exact des poids décimaux à la livre métrique
en usage en France

	grammes		livres	onces	gros	grains.
1 kilogramme	ou	1,000 équivaut à	2	»	»	»
1 hectogramme	ou	100 —	»	3	1	43.20
1 décagramme	ou	10 —	»	»	2	40.32.
1 gramme	ou	1 —	»	»	»	18 43.
1 décigramme	ou	0.1 —	»	»	»	1.84.
1 centigramme	ou	0.01 —	»	»	»	0.184.

Rapport exact de la livre métrique et de ses divisions
avec les poids décimaux.

		grammes.
1 grain	équivaut à	0,054.
1 scrupule ou 24 grains	»	1,30.
1/2 gros ou 36 grains	»	1,95.
2 scrupules ou 48 grains	»	2,60.
1 gros ou 72 grains	»	3,90.
2 gros	»	7,81.
1/2 once ou 4 gros	»	15,62.
1 once	»	31,25.
1 quarteron ou 4 onces	»	125. »
1/2 livre ou 8 onces	»	250.
1 livre ou 16 onces	»	500.
2 livres	»	1,000.

Rapports approchés adoptés par le Codex.

1 grain . . . . 0,05 centigrammes

2 grains	0,1 décigramme ou 10 centigrammes
1/2 gros ou 36 grains . . .	2 grammes
1 gros ou 72 grains	4 —
2 gros	8 —
1/2 once ou 4 gros	16 —
1 once	32 —
1 once 1/2	48 —
2 onces	64 —
3 onces	96 —
4 onces	125 —
1/2 livre	250 —
1 livre	500 —
2 livres	1,000 —

Évaluation pondérale des substances qu'on a coutume de prescrire par gouttes, cuillerées, poignées, pincées etc.

Vingt Gouttes de

Éther sulfurique à 66 % pèsent	7 grains ou 0,35 centigrammes.
Liqueur d'Hoffman . . . —	9 ou 0,45
Alcool à 34 cart. ou 86 d cent. —	9 ou 0,45
Acide acétique à 10 d . . . . —	12 ou 0,60
Vinaigre distillé . . . . . . —	13 ou 0,65
Huile essentielle de Menthe . —	13 ou 0,65
Eau distillée . . . . —	14 ou 0,70
Laudanum de Sydenham . . —	15 ou 0,75
1 cuillerée à café d'eau équivaut à	1 gros 18 grains ou 5 grammes.
1 — ordinaire à bouche —	5 gros » ou 20
4 cuillerées à café —	5 gros » ou 20
1 verre équivaut à 8 cuillerées ou 5 onces	» ou 157

Poids d'un litre, ou Densité des divers liquides dont les noms suivent.

Eau distillée	1,000	grammes
Acide Hydrochlorique à 22 d	1,180	
— Sulfurique à 66	1,847	
Alcool absolu (100 d)	797	
— à 33 d de Montpellier 84-4 . .	863	
— à 22 d Eau-de-Vie 58-7 . .	923	
Ammoniaque à 22 d	923	
Éther sulfurique à 63 d	729	
— — à 56 d	758	
Huile d'amandes douces	917	
— d'olives	915	3
Lait de vache	1,032	4
— de chèvre	1,034	1
Vin de Bordeaux	993	7
— de Bourgogne	991	7
— de Malaga	1,202	1
Vinaigre d'Orléans	1,013	5

Les mesures de capacité sont surtout employées pour les liquides. On mesure le lait, le vin, l'huile, l'alcool ou l'eau-de-vie, le vinaigre, on ne les pèse pas.

Le litre (décimètre cube) pinte ou litre	— 2 livres ou 1 kilog.
La chopine	1/2 litre	— 1 livre ou 500 grammes.
Le demi-setier	1/4 de litre	— 8 onces ou 250 grammes.
Le verre	cyath.	— 5 onces ou 157 grammes.
La cuillerée à bouche (cochl. maj.)	— 5 gros ou 20 grammes.
La cuillerée à café (cochl. min.)	— 1 gros 18 grains ou 5 grammes.
La goutte (gutt.)	— 1/2 grain à 1 ou 3 à 5 centigrames

Enfin on peut encore prescrire une poignée ou ce que l'on peut prendre avec la main, une pincée ou ce que peuvent pincer les trois premiers doigts, une prise ce que peuvent pincer les deux premiers doigts seulement, comme le poids diffère beaucoup selon les substances, ces mesures que nous indiquons ne s'appliquent qu'aux fleurs, feuilles, farines de lin et de moutarde.

Les préparations pharmaceutiques sont divisées en *officinales* et en *magistrales*. Les premières peuvent se conserver assez longtemps sans altération, et se trouvent préparées d'avance dans l'officine du pharmacien; les secondes, au contraire, sont susceptibles de s'altérer promptement, et ne se préparent que sur l'ordonnance du médecin.

DES PRÉPARATIONS PHARMACEUTIQUES MAGISTRALES.

On les divise en internes et en externes. — Les préparations internes sont les pulpes, les fécules, les sucs, petit-lait, les tisanes, limonades, bouillons médicinaux, apozèmes, mucilages, émulsions, loochs, potions, juleps, mixtures. Les préparations externes sont les gargarismes, les collutoires, collyres, injections, lavements, lotions, liniments, fomentations, cataplasmes, bains, douches, affusions, fumigations.

Des pulpes. — Ce sont des médicaments de consistance de pâte assez molle, formés du parenchyme des végétaux, ou obtenus par le mélange des poudres avec une quantité suffisante d'eau. Les pulpes se préparent avec des substances fraîches ou desséchées, entières ou pulvérisées. Les pulpes s'appliquent à l'extérieur sous forme de cataplasmes, ou s'administrent à l'intérieur, délayées dans un véhicule. Les pulpes destinées à l'usage interne sont converties ordinairement en conserves. On ne trouve guère dans les pharmacies que les pulpes de *casse* et de *tamarin*.

Des fécules. — Elles existent dans un grand nombre de végétaux; les graines céréales, les tubercules de pommes de terre, la tige des palmiers, les racines des amomées, des euphorbiacées, etc. En médecine, les fécules s'administrent en gelées, bouillons, lavements, et jouissent de propriétés émollientes.

Des sucs. — Les sucs aqueux jouissent des mêmes propriétés que les plantes dont on les extrait; ils contiennent, sous un très-petit poids, beaucoup de principes actifs, et sont en général désagréables à prendre. — Les sucs les plus fréquemment usités sont ceux de fumeterre, de feuilles de chicorée, de pissenlit (sucs dépuratifs), de feuilles de cochléaria, de cresson, de trèfle d'eau (suc antiscorbutique). De chaque plante une poignée à prendre en une seule dose le soir ou le matin, seuls, édulcorés avec un sirop ou aromatisés.

Petit-lait. — Il se donne comme tempérant, rafraîchissant et légèrement laxatif. On le prend par verres, le matin ou sous forme de tisane. Il peut servir d'excipient à d'autres médicaments. Il s'obtient par la coagulation du lait à l'aide d'un acide, soit un gramme 25 centigrammes d'acide tartrique, par litre de lait.

Des tisanes. — Elles se préparent par solution, infusion, décoction, ou par ces modes réunis. — Par *solution* lorsque les substances sont solubles dans l'eau, comme les gommes, le sucre, le miel, les extraits aqueux, les matières mucoso-sucrées, les sels solubles, etc. Soit gomme arabique mondée et coupée, — 15 gram., eau 1 litre, sucre 60 gram., ou eau 500 gram., sel de nitre 1 gram., miel 30 gram. Par *infusion* avec les corps d'une texture tendre, feuilles, fleurs, sommités fleuries, ou qui contiennent des principes aromatiques, ou d'autres qui contiennent des produits inégalement solubles, selon la température de l'eau. Soit feuilles, fleurs ou sommités fleuries, de tilleul, d'oranger, de mauve, etc., une pincée eau 1 litre, sirop de gomme 60 gram. — Par *décoction*, avec les corps d'une texture dure (écorces, bois, racines), ne contenant pas de principe aromatique, soit écorce de quinquina, racine de ratanhia, gaïac, salsepareille, — concassés ou coupés, rapés, — 30 gram., eau 1 litre, faites bouillir pendant un quart-d'heure et remplacez l'eau évaporée, édulcorez avec sucre 60 gram. — Par ces *modes réunis*, c'est lorsque l'on a un mélange de substances à prendre dans la même tisane, qui ne peuvent se traiter de la même manière, soit une tisane de gaïac, de sassafras et bicarbonate de soude réunis. — On commencera par faire bouillir le gaïac avec l'eau, on jettera l'eau bouillante sur le sassafras, et on mettra ensuite le bicarbonate de soude dans la tisane refroidie.

Des limonades. — Boissons qui ont pour base un acide minéral ou végétal; delà, la dénomination de limonade minérale ou végétale. Elles s'édulcorent et s'aromatisent avec les mêmes substances que les tisanes et dans les mêmes proportions. — *Limonades minérales.* — Pour un litre d'eau, soit acide sulfurique à 66^d 1 gram., — ou avec l'acide hydrochlorique, eau 1 litre, acide 4 gram. *Limonade végétale.* — Elles se préparent avec des acides végétaux ou des fruits acidules, soit eau 1 litre, acide citrique ou tartrique de 4 à 8 gram. — pour la même quantité d'eau, on met une orange ou un citron privés de leur pulpe et de leur écorce.

Bouillons médicinaux. — Tisanes qui ont pour base des matières animales. Les viandes qui servent à les préparer sont celles de jeunes animaux (veau, poulet), ou celles des animaux adultes peu sapides (tortues, grenouilles, écrevisses, colimaçons).

Apozèmes. — Ils diffèrent des tisanes en ce qu'ils contiennent plus de principes actifs, et qu'en outre ils sont destinés à remplir quelques indications spéciales, particulières. Les apozèmes les plus fréquemment usités sont l'apozème antiscorbutique, le bouillon aux herbes, la tisane royale, la tisane de feltz.

Mucilages. — Ils se préparent avec la gomme arabique, la gomme adraganthe, les racines de guimauve, de mauve, les graines de lin, de coings, de psillium, les fécules, etc. Les mucilages sont émollients et adoucissants. Ils sont employés comme tels à l'extérieur (collyres mous), ou bien à l'intérieur délayés dans de l'eau sous forme de tisane, ou par cuillerées à café, édulcorés avec du sucre, du sirop, etc.; ceux de gomme servent surtout d'intermède pour suspendre dans un véhicule des matières qui y sont insolubles, ou bien encore comme excipients des pastilles et pilules.

Émulsions. — Elles sont composées d'huile, de mucilage ou d'albumine; elles se préparent : l'émulsion d'amandes avec sucre 30 gram., eau 1 litre, amandes 30 gram., eau distillée de fleur d'oranger 8 gram. *Émulsion jaune.* — Lait de poule; il se prépare avec 30 gram. sucre, un jaune d'œuf frais, 125 gram. d'eau chaude, et 8 gram. eau de fleur d'oranger.

Loochs. — Le looch diffère de l'émulsion en ce qu'il contient une plus grande quantité de mucilage et possède une consistance sirupeuse. Le looch blanc se prépare, — avec amandes douces 12, amandes amères 2, sucre blanc 20 gram., gomme adraganthe en poudre 80 cent., — eau 125 gram., eau de fleur d'oranger 8 gram.

Potions. — Préparations liquides composées d'un véhicule aqueux (eaux distillées, infusés, décoctés), et d'un *sirop*, d'un *mellite*, d'un *oximellite* ou d'une *conserve*, dans lesquels on peut dissoudre, délayer ou suspendre divers principes médicamenteux. La potion se compose ordinairement de 30 à 60 gram. de sirop édulcorant, et de 90 à 120 gram. de véhicule dans lequel on fait dissoudre, soit un extrait ou un sel quelconque. Soit sulfate de quinine 30 cent., — acide sulfurique 1 goutte pour le dissoudre, sirop de gomme 60 gram., — eau distillée de tilleul 125 gram.

Juleps. — Ce nom s'applique à des potions limpides, transparentes, d'une saveur agréable, composées d'eaux distillées ou d'infusés, et de sirops mellites ou oximellites. Les juleps se préparent ordinairement avec des substances sédatives, calmantes, expectorantes, rafraîchissantes. Soit: — sirop de violette et diacode de chaque 15 grammes; infusé de tilleul, 90 grammes; eau de fleur d'oranger, 8 grammes. Les juleps se donnent par cuillerées comme les potions. Cette distinction des potions et des juleps ne parait aucunement utile.

Mixtures. — Ce nom sert à désigner des potions qui sous un très-petit volume contiennent beaucoup de principes actifs; ces médicaments seraient donc aux potions ce que les apozèmes sont aux tisanes.

Gargarismes. — Ce sont des médicaments liquides, de nature et de composition variables, destinés à combattre les affections de la bouche. On prépare les gargarismes avec des substances émollientes, rafraîchissantes, astringentes, toniques, excitantes, narcotiques, etc. La quantité de gargarisme à préparer varie de 125 gram. à 500 gram. — Comme leur application n'est que de courte durée, la proportion des corps médicamenteux peut être deux ou trois fois plus forte que pour les tisanes. — Soit alun 4 gram., eau 500 gram., miel 60 gram. — Les gargarismes s'administrent tièdes ou froids, par cuillerées ou gorgées; introduits dans la bouche, on incline la tête du côté affecté, ou bien on imprime des mouvements au liquide par les contractions successives des muscles qui tapissent cette cavité, ou bien encore par des expirations longues et peu étendues.

Collutoires. — Médicaments destinés à combattre les maladies de la bouche comme les gargarismes, mais qui en diffèrent par leur consistance ordinairement sirupeuse, et surtout parce qu'ils n'agissent que sur les parties affectées. L'excipient ordinaire des collutoires est le mellite rosat ou le sirop de mûres. — Les collutoires se prescrivent à la dose de 30 à 180 gram., soit sublimé corrosif 20 centigr., eau distillée 30 gram., dissolvez et mêlez à 15 gram. miel. L'application des collutoires se fait à l'aide d'un petit pinceau ou d'un plumasseau de charpie.

Collyres. — Préparations de forme et de composition variables destinées aux maladies des yeux. On les divise en collyres liquides, mous et secs. Les collyres liquides se préparent par solutions avec les substances solubles. L'alun, le sous-borate de soude, le sulfate de zinc, l'acétate de plomb, le sublimé corrosif, les extraits aqueux, les gommes, etc., sont les plus usités. Soit eau de rose 180 gram., sulfate de zinc 60 centigr. — Laudanum de sydenham 20 gouttes.

Les collyres mous doivent leur consistance à un corps gras (beurre, cérat, graisse) ou à un mélange. Ils sont employés pour les maladies des paupières et celles de l'œil. On les applique à l'aide d'un pinceau ou de l'extrémité du petit doigt que l'on empreigne de ces préparations. Les pommades pour les yeux ont ordinairement pour base, le bioxide de mercure, le protochlorure de mercure, les iodures de mercure, les oxides de plomb, le camphre, etc. Les extraits et les teintures.

Exemple de quelques pommades : Bioxide de mercure 2 gram., axonge 30 gram., ou extrait d'opium 20 cent., cérat 15 gram., dissolvez l'extrait dans petite quantité d'eau et incorporez dans le cérat.

Les collyres secs sont des poudres simples ou composées très-fines, ordinairement en poudres impalpables. Les plus usités sont le calomel, le sucre candi, le nitrate de potasse, l'oxide de zinc. On met un peu de poudre dans un tuyau de plume, après avoir écarté les paupières, on insuffle la poudre dans l'œil. Les collyres sont destinés à combattre les maladies de la cornée et de la conjonctive.

Injections. — Préparations de forme liquide, destinées à être injectées dans des cavités naturelles (bouche, nez, oreilles, vagin, urètre, rectum) ou accidentelles (trajets fistuleux), etc. Celles destinées au gros intestin prennent le nom de lavements. Les injections se préparent par solution, par infusion, par décoction et par suspension. Quoique l'eau soit le véhicule ordinaire des injections, on se sert bien plus souvent du vin, de l'alcool affaibli dans leur préparation que dans celle des lavements. Les quantités ordinaires à préparer pour injections, sont de 125, 250 et 500 gram.; elles s'administrent à l'aide d'une petite seringue, et peuvent se pratiquer deux, trois ou quatre fois le jour. Les corps qui s'administrent le plus souvent en injections sont les sels astringents (sulfate de zinc, alun, acétate de plomb, sous-borate de soude, les chlorures, l'iode). La dose de ces sels est de 10 à 75 centigram., par 30 gram. d'eau.

Lavements. — Ils se préparent par solution, par infusion, par décoction et par suspension. Un lavement ordinaire se compose de 1 kilo. de véhicule. On prépare les lavements avec des substances *émollientes, astringentes, toniques, excitantes, narcotiques, purgatives, anthelmintiques.* Les lavements préparés par suspension ont ordinairement pour intermède un jaune d'œuf; — soit camphre 75 centigr., — assa fœtida 1 gram. — pour un jaune d'œuf et eau 125 gram. Ce mélange sera ensuite délayé dans 250 gram. d'eau ou de décoction de graine de lin; — ou encore, baume de copahu 15 gram., un jaune d'œuf, eau 180 gram. mêlés avec autant de décoction préparée avec une tête de pavot.

Lotions. — Elles ont la plus grande analogie avec les injections proprement dites, dont elles ne diffèrent que par le mode d'application. Les lotions se pratiquent à l'aide de linges, d'éponges imbibées du liquide à l'aide desquels on bassine les parties malades.

Liniments. — Ce sont des médicaments de composition, de consistance et à excipients variables, destinés à être employés en frictions.

L'eau n'est que très-rarement employée comme véhicule des liniments; on se sert ordinairement du vin, du vinaigre, de l'alcool, mais plus fréquemment encore des corps gras (huiles, cérats, graisse, beurre). Ces substances peuvent être employées seules, ou bien tenir en dissolution ou en suspension des principes médicamenteux. La quantité de liniment à prescrire est variable; ordinairement elle est de 30 grammes à 120 grammes. — Soit huile d'amandes douces 30 grammes; camphre 2 grammes, ammoniaque liquide 4 grammes; mêlez.

Fomentations. — Médicaments de consistance, de composition et à excipient variables, destinés à séjourner plus ou moins de temps sur quelques parties du corps. Les fomentations s'appliquent à l'aide de compresses, de linge ou de flanelle imbibés du liquide ou imprégnés des matières grasses qui les composent. Elles sont destinées à agir sur les parties qui les reçoivent, ou sur celles situées plus profondément; il faut les renouveler assez souvent.

Cataplasmes. — Préparations de consistance de pâte molle, ayant ordinairement l'eau ou le lait pour excipient, et pour base une poudre ou des pulpes végétales. Les cataplasmes préparés avec la farine de moutarde, se désignent sous le nom particulier de sinapismes. Le cataplasme ordinaire, ou de farine de graine de lin se mêle quelquefois avec des poudres, des teintures, il s'arrose aussi avec du laudanum.

Sinapismes. — Ce sont des cataplasmes préparés avec la farine de moutarde, on emploie de cette dernière 60 à 120 grammes, on la mouille à l'eau chaude de 30 à 40 degrés. — On peut les rendre moins actifs en incorporant de la farine de moutarde dans le cataplasme de farine de lin. — On peut les laisser depuis un quart-d'heure jusqu'à une heure; dans tous les cas il ne faut pas passer la rubéfaction.

Bains médicamenteux. — Voici à peu près la dose et le nom des substances que l'on fait prendre le plus souvent dans un grand bain : — iode mêlé à deux fois son poids d'iodure de potassium 4 à 12 grammes; sublimé corrosif 4 à 8 gram., foie de soufre 60 à 120 gram.; acides 125 gram. à 500 gram., gélatine de 125 gram. à 1 kilog.; fleurs, feuilles, sommités fleuries de 10 à 12 poignées; racines, écorces, bois de 125 à 250 gram. — La durée d'un bain est d'un quart d'heure ou une demi-heure au plus. D'après la température du liquide on les appelle bains froids de 15 à 22 degrés Réaumur, tièdes de 22 à 30, chauds de 30 à 35.

Les *bains de siège* se préparent comme les bains généraux, en diminuant toutefois la dose de la substance médicamenteuse relativement à la quantité d'eau. Leur durée peut être prolongée davantage sans offrir les mêmes inconvénients. Les pédiluves et les manuluves s'emploient le plus ordinairement comme dérivatifs, et se composent alors de substances âcres, irritantes. Les plus usités sont les cendres ou le sel commun, à la dose de 2 à 4 poignées; le sous-carbonate de potasse à la dose de 2 grammes à 16 grammes; le sulfate de potasse à celle de 16 grammes à 32 grammes; l'acide hydrochlorique à celle de 125 grammes à 250 grammes; la farine de moutarde à celle de 60 à 120 grammes.

Douches. — Ce sont des jets de liquide lancés à des distances plus ou moins grandes sur quelques parties du corps. Elles s'administrent froides, tempérées ou chaudes.

Affusions. — Elles diffèrent des douches en ce que le liquide est versé en nappes, et à des moins grandes distances. L'eau froide, forme le véhicule des affusions.

Immersion. — C'est l'action de plonger le corps ou l'une de ses parties dans un liquide froid; elle diffère des affusions par une durée moindre, et en ce qu'elle agit sur une plus grande surface. On a pour but ordinairement dans l'immersion d'obtenir une réaction générale qu'on favorise en plaçant immédiatement après le malade dans un lit bien chaud,

Fumigations. — On désigne sous ce nom des expansions de gaz ou de vapeurs, destinées à servir comme agents médicamenteux, ou bien à désinfecter ou à corriger l'état particulier de l'atmosphère.

DES PRÉPARATIONS OFFICINALES.

Ayant défini et décrit les préparations magistrales, nous ne ferons que nommer les préparations officinales ou celles que le pharmacien doit avoir préparées à l'avance dans son officine.

On les divise en internes et externes, — les internes comprennent: 1° les produits obtenus par solution, ce sont: les hydrolés minéraux, ou dissolution dans l'eau de certaines substances minérales; — comme les eaux minérales artificielles. Les vins médicinaux ou œnolés, les bières médicinales ou brutolés, les vinaigres médicinaux ou oxéolés, les teintures alcooliques ou alcoolés, les teintures éthérées ou éthérolés, les huiles essentielles médicinales ou myrolés. — 2° Les produits obtenus par distillation ce sont les eaux distillées ou hydrolats, les huiles essentielles ou volatiles, les alcoolats. — 3° les produits obtenus par solution et par évaporation : ce sont les extraits (robs), les extraits aqueux, les extraits alcooliques et résines, les extraits hydro-alcooliques, les extraits hydro-alcooliques éthérés. 4° Les produits ayant le sucre pour base ou les saccharolés que l'on divise en saccharolés obtenus par solution et par évaporation ; — Ce sont les pâtes, les gelées, les sirops, les mellites et oximellites ; — ou saccharolés obtenus par mixtion ; — ce sont les condits, les saccharures, les éléosaccharures, les pastilles, les tablettes, les grains, le chocolat, les biscuits les conserves, les marmelades, les électuaires. 5° Les produits obtenus par mixtion (sans condiment) les espèces, les poudres, les pilules, les bols.

Parmi les préparations officinales externes, on trouve les huiles médicinales ou éléolés, les cérats, ou éléocérats, éléocérolés, les pommades ou liparolés, les onguents ou rétinolés, les onguents emplâtres, les emplâtres ou stéaratés de plomb, les savons ou stéaratés de soude, puis dans une section à part — on réunit les toiles médicamenteuses, les écussons, les suppositoires, les trochisques, les éponges préparées, les sondes, les pessaires, les pois à cautère, les moxas, les sachets, les capsules de gélatine.

FORMES, DOSES ET ADMINISTRATION
DES MÉDICAMENTS.

Nous conserverons dans le résumé abrégé que nous allons faire les divisions que nous avons adoptées au commencement de cette notice.

CLASSE DES ASTHÉNIQUES, — MÉDICATION ÉMOLLIENTE.

Les médicaments émollients sont employés à l'intérieur et à l'extérieur; à *l'extérieur*, pour un litre d'eau, on les dose de cette manière :

1° *En gargarismes, collutoires, collyres, lotions, injections, bains, lavements*: racine et feuille de guimauve, de mauve, graine de lin; de 15 à 30 grammes,

2° *En gargarisme*: l'orge, les raisins secs, les figues et les mucilagineux ; de 15 à 30 grammes.

3° *En lavement*: les huiles de 30 à 60 grammes; les fécules de 8 à 30 ; le son et les mucilagineux déjà cités.

4° *En cataplasmes*: la farine de graine de lin, la mie de pain, les matières féculentes en gelée, les organes mucilagineux ramollis par l'eau ou la vapeur.

5° *En liniments, fomentations, embrocations*: les huiles, les graisses, le beurre. *En suppositoire*: la cire, le beurre de cacao.

A l'intérieur, 1° *En tisane*: pour un litre d'eau: parmi les mucilagineux : gommes, racines de guimauve, grande consoude, 8 à 15 grammes : fleurs de mauve, de guimauve, de bourrache : 1 à 2 pincées : parmi les *mucoso-sucrés* : dattes, jujubes, raisins secs, figues, de 15 à 50 grammes. — Parmi les *mucoso-aromatiques* : fleurs de violette, coquelicot, tussilage, capillaire, 1 à 2 pincées ; parmi les *féculents* : fécule, orge, gruau, riz, 8 à 15 grammes ; blanc d'œuf n° 1 et plus ; les tisanes se donnent par verres, ainsi que le petit-lait et le lait coupé.

2° *Bouillons* : pour 500 grammes eau ; chair de veau, de poulet, de tortue, écrevisses, colimaçons, 125 grammes : ils se donnent par bols, le matin ou le soir, ou comme les tisanes.

3° *Sirops* : ceux de gomme arabique et adraganthe, de guimauve, de symphytum, de violette, de coquelicot, de capillaire, de tussilage, de lichen ; ils s'administrent par cuillerées, seuls ou mêlés à un mucilage, à une huile fixe, où dans une tisane, potion, looch, julep, émulsion, à la dose de 30 à 60 grammes.

4° *Gelées* : pour 125 grammes de gelée, avec les fécules, 15 grammes ; avec la colle de poisson, 8 grammes ; avec le lichen, 60 grammes ; édulcorées avec 60 grammes de sucre et aromatisées : elles se donnent par cuillerées dans la journée.

5° *Mucilages* : ceux de gomme arabique et adraganthe, de racine de guimauve, de graine de lin et avec les fécules ; ils se donnent édulcorés, par cuillerées : ou plutôt ils servent à suspendre les huiles, les résines, les oléo-résines, dans les véhicules aqueux.

6° *Pâtes* : celles de guimauve, de jujubes, de dattes, de lichen, de réglisse, l'extrait de réglisse anisé, à la rose : elles se donnent par petits carrés qu'on laisse fondre dans la bouche.

7° *Tablettes* : celles de gomme, de sucre, de guimauve ; elles s'administrent comme les pâtes.

8° *Poudres* : celles de sucre, de réglisse, de gomme, de guimauve ; ces deux dernières à la dose de 4 grammes ; mêlées à 8 grammes de sucre et délayées dans un verre d'eau, servent à composer des tisanes ; les *fécules* en poudre, suspendues dans du lait, de l'eau, du bouillon ; à la dose de 8 à 15 grammes par bol, composent des bouillons alimentaires.

9° Enfin les *sirops*, les *infusés*, les *solutés*, les *gommes en poudre* peuvent servir à composer des juleps, des potions, des loochs émollients, béchiques, expectorants.

CLASSE DES ASTHÉNIQUES, — MÉDICATION TEMPÉRANTE.

1° *Limonade* : toutes les substances tempérantes peuvent se donner sous cette forme : pour 1 litre d'eau édulcorée, on met : acide tartrique ou citrique de 2 à 8 grammes ou la quantité nécessaire pour donner à l'eau une acidité agréable ; au-lieu de ces deux acides, on peut se servir de vinaigre ou d'acide sulfurique. Les gros fruits (oranges, citrons, pommes) un seul ; les petits, 2 à 4 cuillerées ou 30 à 60 grammes ; pulpe de tamarins, crème de tartre, oseille, 4 à 8 grammes.

2° *Sucs* : ceux de citron, d'orange, de groseille, sont les plus employés ; ils se donnent dans une potion, une limonade, à la dose de 30 à 60 grammes. Ils servent à composer le sirop de ces fruits.

3° *Sirops* : ceux d'acide tartrique, acide citrique, de suc de citron, d'orange, de groseille, de vinaigre, de vinaigre framboisé, etc. ; ils se donnent par cuillerées ou plutôt dans une potion, un julep, une tisane, à la dose de 30 à 60 grammes ; celui de mûres sert à édulcorer les gargarismes, les collutoires.

4° *Gelées* : celles de groseilles, de pommes, elles s'administrent par cuillerées : celle de groseilles peut servir à édulcorer les tisanes.

5° *Pastilles* : celles d'acide tartrique, citrique, se donnent comme désaltérants dans la journée.

6° *Poudres* : celles d'acide tartrique ou citrique mêlées à la dose de 10, 20 à 40 centigrammes avec du sucre et pour un verre d'eau forment extemporanément une limonade.

7° *Gargarismes, collutoires* : le suc de citron, le vinaigre étendu d'une plus ou moins grande quantité d'eau ; l'acide citrique, tartrique ou sulfurique, dissous dans l'eau jusqu'à agréable acidité.

CLASSE DES STHÉNIQUES, — TONIQUES ASTRINGENTS.

A l'EXTÉRIEUR. — *En poudre :* parmi les astringents minéraux, l'alun, les sulfates de zinc, de fer, l'acétate de plomb cristallisé, le chlorure de chaux ; parmi les subtances végétales, le tannin, l'écorce de chêne, la noix de galle, la bistorte et la tormentille. On le répand sur la partie, on les insuffle à l'aide d'un tuyau si c'est dans une cavité, ou en saupoudre des plumasseaux de charpie, etc.

2° En *gargarismes, collutoires, collyres, injections, fomentations, lavements :* toutes les substances minérales ; on met de 5 à 75 centigrammes par 30 grammes d'eau distillée. Toutes les substances végétales peuvent prendre aussi ces diverses formes ; on en met 8 à 30 grammes pour 500 d'eau ; le tannin à la dose de 10 à 30 centigrammes pour 30 grammes de liquide.

A l'INTÉRIEUR. — *En tisane :* pour un litre d'eau, acide sulfurique 2 à 4 grammes ; alun, sulfate de fer, chlorure de chaux liquide, chlorure de soude, de 4 à 8 grammes ; et toutes les substances végétales, excepté le tannin, depuis 8 à 15 grammes.

2° *En poudre :* l'alun, le sulfate de fer, le tartrate de potasse et de fer, l'acétate de plomb depuis 1 à 30 centigrammes ; et parmi les végétaux ; le tannin de 2 à 5 centigrammes ; le cachou, le kino, la noix de galle, l'écorce de chêne, la bistorte et la tormentille, de 20 à 75 centigrammes et plus ; cette dose peut être répétée plusieurs fois par jour, selon l'indication ; on pourrait les donner à doses plus élevées, si l'on voulait obtenir un effet plus prompt.

On dissout, on délaie ces poudres dans un véhicule, une potion, on les donne sous forme de pilules, d'opiat, avec du miel, un sirop, etc.

3° *Extraits :* ceux de cachou, de ratanhia, de 20 à 60 centigrammes, en pilules et dans une potion à la dose de 4 à 8 grammes.

4° *Sirops :* ceux de cachou, de ratanhia, de coings ; ils se donnent par cuillerées ou dans une potion, une tisane à la dose de 30 à 60 grammes ; le miel rosat en gargarisme.

5° *Conserves :* celles de cynorrhodons, de roses depuis 75 centigrammes jusqu'à 4 grammes délayées dans un véhicule, mangées comme des confitures, ou dans une potion à la dose de 4 à 8 grammes ; elles peuvent servir d'excipient pilulaire.

6° *Vins :* on peut en préparer avec toutes les substances végétales, et en particulier avec les roses de Provins, les fleurs de grenadier ; ils sont peu usités à l'intérieur.

7° *Teintures.* — On n'en prépare guère qu'avec le cachou, le ratanhia, le kino ; elles se donnent par cuillerées à café, ou dans une potion, une tisane, à la dose de 8 à 15 grammes.

CLASSE DES STHÉNIQUES, — TONIQUES.

En poudre : la limaille, les oxides de fer, la rouille, le quinquina ; la gentiane, et plus rarement le colombo, le simarouba, le quassia, le houblon, la petite centaurée comme toniques, à la dose de 20 à 60 centigrammes ; comme anti-périodiques, le quinquina 8 à 24 grammes, le sulfate de quinine de 50 centigrammes à 1 gramme, pour les autres substances la dose est variable.

2° *Tisane :* pour un litre d'eau, parmi les ferrugineux, le sulfate de fer à la dose de 2 à 8 grammes. — Les substances végétales de 8 à 15 grammes.

3° *Vin :* le vin chalibé, rarement ; le vin de quinquina, de sulfate de quinine, de gentiane, de petite centaurée, de houblon, comme toniques, par cuillerées à bouche ; comme anti-périodiques, par verres à la dose de 60 à 125 grammes.

4° *Sucs :* ceux de fumeterre, de chicorée, de bardane, de patience, de pissenlit, de ményanthe : on les donne dépurés à la dose de 60 à 125 grammes, le matin ou le soir, en une seule fois, seuls ou édulcorés avec un sirop.

5° *Extraits :* l'extrait ordinaire de quinquina, l'extrait sec essentiel de la garaye, les extraits de gentiane, de houblon ; depuis 10 à 60 centigrammes, ou dans une potion à la dose de 4 à 8 grammes. Les extraits de saponaire, de fumeterre, de bardane, de chicorée, de patience, sont moins actifs On les administre en pilules à la dose de 50 centigrammes à 2 grammes ; ils servent assez souvent d'excipient pilulaire ; ils ne se donnent pas en potion.

6° *Sirops :* ceux de sulfate de fer, de citrate de fer (rarement) ceux de quinquina au vin ou à l'eau, de gentiane, de petite centaurée ; on les donne par cuillerées, ou dans une potion, à la dose de 50 à 60 grammes Les sirops de chicorée, de fumeterre, ne se donnent pas en potion. Ils servent à remplacer la tisane de ces plantes, administrés par cuillerées, plusieurs fois par jour, ou dans les sucs d'herbes.

7° *Teintures :* celles de quinquina, de quassia, de gentiane, de houblon ; rarement celles des autres toniques. On les donne par cuillerées à café, ou dans une potion à la dose de 4 à 8 grammes, comme toniques, ou à celles de 30 à 60 grammes comme antipériodiques.

A L'EXTÉRIEUR : *gargarismes, lotions, fomentations, lavements, bains :* pour 1 litre d'eau ou de vin : le sulfate, le tartrate de potasse et de fer, 4 à 15 grammes. Le quinquina rouge de 8 à 15 grammes, la poudre la teinture de quinquina ainsi que le sulfate de quinine, peuvent aussi être appliqués à l'extérieur ; ce dernier peut l'être par la méthode endermique.

CLASSE DES STHÉNIQUES, — EXCITANTS.

A L'EXTÉRIEUR : 1° En *injections, lotions, fomentations, gargarismes, collyres, bains,* par 500 gram. d'eau ; les labiées aromatiques (sauge, romarin, lavande, thym, 8 gram. à 15 gram. ; l'ammoniaque, l'alcool, la plupart des teintures, des alcoolats, 4 gram. à 15 gram.

3° En *liniments :* L'ammoniaque étendue de 12 parties d'eau ; les teintures, les alcoolats, l'essence de térébenthine, seuls ou plutôt étendus.

3° En *fumigations :* Tous les excitants et surtout l'alcool, l'ammoniaque, les teintures, les alcoolats, les labiées aromatiques (sauge, romarin, lavande). Parmi les substances végétales, les baumes, les oléo-résines ; le goudron ; on peut donner à respirer la vapeur d'eau, d'alcool ou d'éther, chargées de leurs principes aromatiques, ou la vapeur qui résulte de leur décomposition, lorsqu'on les jette sur un corps chaud, comme cela se pratique pour les baumes, les baies de genièvre, etc.

4° En *lavements :* par 500 gram. d'eau : menthe, sauge, romarin, lavande, anis, camomille, café torréfié, 8 gram. à 15 gram. ; les oléo-résines, l'essence de térébenthine 4 à 8 gram., suspendues à l'aide d'un jaune d'œuf.

A L'INTÉRIEUR : 1° En *tisane :* pour un litre d'eau : l'ammoniaque, l'alcool 2 à 4 gram., les extracto-aromatiques indigènes, le thé, 4 à 8 gram., les extracto-aromatiques exotiques ; le genièvre, les bourgeons de sapin, 8 gram. à 15 gram.

2° *En poudre :* Tous les excitants peuvent se donner sous cette forme, excepté les liquides ou semi-liquides. Les plus usitées sont celles d'absinthe, des labiées, d'anis, de serpentaire, de polygala de Virginie, de canelle, de vanille, des baumes. La dose est de 30 centigr. à 2 gram., suspendues dans un véhicule, en opiat, en pilules, etc.

3° *Sucs :* Ceux de cresson, de cochléaria, de cresson de para, 60 à 125 grammes ; ils se clarifient à froid et se donnent en une seule dose, le matin ou le soir.

4° *Sirops :* Ceux d'absinthe, de menthe, de mélisse, de lierre terrestre, d'hysope, d'anis, de canelle, de baume de tolu, le sirop antiscorbutique.

5° *Vins :* Le vin et la bière antiscorbutiques, les vins de canelle, d'absinthe, de sauge, de romarin, de lavande ; ces trois derniers servent surtout pour les applications extérieures. Ils se donnent par cuillerées à l'intérieur.

6° *Teintures :* On en prépare avec presque tous les excitants végétaux ; celles d'absinthe, d'écorces d'oranges, de canelle, de cresson de para, de pyrèthre, sont les plus usitées ; elles se donnent par gouttes sur du sucre, ou à la dose de 4 à 8 grammes dans une potion.

7° *Alcoolats :* Alcoolat de cochléaria composé, alcoolat de cochléaria, de plantes labiées, d'anis, de canelle, d'écorces d'oranges, de citrons, de genièvre. Ils se donnent comme les teintures, et servent aussi aux usages externes.

8° *Huiles essentielles :* Celles de menthe, d'anis, de canelle, qui se donnent par gouttes sur du sucre, ou dans une potion à la dose de 4 à 10 gouttes ;

l'essence de térébenthine qui s'emploie à l'extérieur et à l'intérieur; comme excitante, 10 gouttes à 2 grammes; comme purgative ou vermifuge de 8 à 60 grammes.

CLASSE DES PERTURBATEURS. — ANTISPASMODIQUES.

1o *En poudre* : Gommes résines, camphre, musc, castoréum, oxide de zinc; sous-nitrate de bismuth, de 10 à 30 centigrammes et plus: feuilles d'oranger et valériane, 60 centigrammes à 2 grammes et plus, délayés dans un véhicule, incorporés dans un sirop, du miel, en *pilules*, etc.

2o *Tisane* : Pour un litre d'eau : tilleul, armoise, feuilles et fleurs d'oranger, 1 à 2 pincées, racine de valériane 8 à 30 grammes; *faite par infusée*.

3o *Extrait* : Celui de valériane, 30 centigrammes à 2 grammes, en pilules; dans un véhicule, ou 4 à 8 grammes dans une potion.

4o *Teintures alcooliques* : Celles de camphre, de valériane, de musc, de castoréum, d'assa fœtida, de gomme ammoniaque, 1 goutte sur du sucre ou dans un véhicule, ou à la dose de 4 à 8 grammes dans une potion.

5o *Teintures éthérées* : Celles de camphre, de valériane, de musc, de castoréum; elles se donnent comme les teintures alcooliques.

6o *Eaux distillées* : Celles de tilleul, d'armoise, de fleurs d'oranger, de valériane; elles servent d'excipient aux potions antispasmodiques, surtout les trois premières, ou se donnent seules par cuillerées.

7o *Sirops* : Ceux d'armoise, de fleurs d'oranger, de valériane; ils se donnent par cuillerées ou dans une potion, à la dose de 30 ou 60 grammes.

CLASSE DES PERTURBATEURS. — NARCOTIQUES.

1o *Poudres* : Celles de belladone, de datura, de jusquiame, de ciguë, de digitale, à la dose de 1 à 10 centigrammes. La morphine à celle de 1/2 à 2 centigrammes, mêlées à une poudre inerte.

2o *Extraits* : Aqueux d'opium, de 1 à 5 centigrammes; extrait alcoolique de pavot, thridace, de 10 à 30 centigrammes; extrait aqueux et alcoolique de belladone, de datura, de jusquiame, d'aconit de ciguë, de digitale, de 1 à 10 centigrammes, en pilules.

3o *Sirops* : ceux d'opium, de pavot blanc, ou diacode, de digitale, d'acide hydrocyanique, d'acétate de morphine, par cuillerées à café, ou dans une potion, à la dose de 15 à 30 grammes.

4o *Teintures alcooliques* et *éthérées* : celles de belladone, de datura, de jusquiame, d'aconit, de ciguë; *teintures alcooliques* : celles d'opium, de morphine, de digitale. Elles se donnent par gouttes, sur du sucre ou dans une potion, à la dose de 15 gouttes à 4 grammes.

5o *Lavements* : pour 250 grammes d'eau : extrait d'opium, 1 à 5 centigrammes; morphine 1 centigramme à 2 1/2; tête de pavot no 1; belladone, datura, jusquiame, digitale, de 2 à 4 grammes.

6o *Fomentations* : lotions, injections, collyres, gargarismes; pour un litre d'eau : *extrait d'opium*, 5 à 20 centigrammes; têtes de pavot no 1 à 3; belladone, jusquiame, datura, ciguë, de 4 à 12 grammes. Les pommades se composent avec 30 centigrammes à 1 gramme d'extrait, ou 4 à 8 grammes de teinture pour 30 grammes d'axonge.

CLASSE DES PERTURBATEURS. — DES ALTÉRANTS.

A L'INTÉRIEUR. — 1o *en soluté* : pour 60 grammes d'eau distillée; iode 5 centigrammes associé à 10 centigrammes iodure de potassium: iodure de potassium de 20 à 30 centigrammes, chlorure de barium 5 à 20, sublimé corrosif, cyanure de mercure 5 centigrammes. On administre 1 cuillerée à café ou à bouche par jour, dans un liquide mucilagineux. Les arséniates de potasse, de soude, d'ammoniaque, l'arsénite de potasse, 5 centigrammes. On les donne à la dose de 4 à 6 gouttes matin et soir, et progressivement.

2o *En pilules* : iode, rarement; iodure de potassium, de fer; les chlorures, iodures, bromures, cyanures de mercure; l'or en poudre, les oxides, les cyanures, plus rarement les chlorures. On les associe à des extraits amers, ou sédatifs, à des conserves, des poudres inertes; on met dans chaque pilule 5 milligrammes pour les moins actifs, 6 pour les plus actifs.

A L'EXTÉRIEUR. — 1o *Bains*. Pour un bain : iode 4 à 8 grammes associé à l'iodure de potassium, 8 à 15 grammes.

2º *Fumigations :* sulfure de mercure 4 à 8 grammes pour une fumigation générale; 50 centigrammes à 1 gramme pour les fumigations locales.

3º *Pommades.* Par 30 grammes d'axonge : iode 60 centigrammes à 1 gramme; iodures de potassium, de plomb, d'ammoniaque, 1 gramme 20 à 2 grammes 40; chlorure de barium, 30 à 60 centigrammes; bioxide, proto-chlorure, iodures, cyanures de mercure, de 75 centigrammes à 2 grammes; l'onguent gris, l'onguent mercuriel; l'or, les oxides et le cyanure d'or, de 60 centigr. à 1 gramme 20.

DES SUDORIFIQUES.

1º *En tisane.* Pour 1 litre d'eau : Salsepareille, gaïac, squine, douce amère, 50 à 60 grammes; sassafras 10 à 15 grammes; fleurs de sureau, de coquelicot, bourrache et autres fleurs, une pincée. On procède par infusé avec les substances aromatiques, et par décocté avec les non aromatiques.

2º *Sirops :* Ceux de salsepareille, de gaïac, et rarement celui de sulfure de potassium. Ils se donnent par cuillerées, et les deux premiers dans une tisane à la dose de 30 à 60 grammes.

3º *Teintures :* Celles de salsepareille, de gaïac, se donnent à la dose de 4 à 8 grammes, dans un véhicule.

4º Lotions, bains, fomentations, etc. Polysulfure de potassium, de sodium, de calcium, 15 à 60 grammes pour un bain local; 60 à 120 grammes pour un bain entier; 4 à 8 grammes pour 500 grammes d'eau, pour lotions.

DES DIURÉTIQUES.

1º *En tisane.* Pour 1 litre d'eau : acétate de potasse, de 75 centigrammes à 8 grammes; pariétaire, bourrache, 2 pincées; racine de chiendent, d'asperge, de 15 à 30 grammes.

2º *En poudre :* bicarbonate de soude, nitrate de potasse 50 centigrammes à 1 gramme; scille 10 à 20 centigrammes, — en pilules ou en opiat.

3º *Sirops :* ceux d'asperge, des cinq racines apéritives; mellites et oximellites de scille, de colchique, par cuillerées ou à la dose de 15 à 60 grammes, dans une potion, une tisane.

4º *Teintures :* celles de scille, de colchique avec les bulbes ou les graines. Par gouttes ou à la dose de 2 à 4 grammes dans une potion, ou en frictions.

DES VOMITIFS.

En boissons : Pour un adulte, ipécacuanha, de 75 centigr. à 1 gramme 50. Émétique, 5 à 15 centigrammes.

Sirop : Celui d'ipécacuanha; il ne se donne qu'aux enfants, par cuillerées, jusqu'à ce que l'on ait provoqué le vomissement.

Pastilles : Celles d'ipécacuanha, d'émétique, 1, 2, 3, 4.

Comme contre-stimulants : L'émétique, à la dose de 50 centigrammes à 1 gramme 20; les oxides d'antimoine, à celle de 60 centigr. à 2 grammes dans les 24 heures, dissous ou suspendus dans 180 grammes d'infusé et administrées par cuillerées, toutes les heures, dans la pneumonie.

DES PURGATIFS.

Les purgatifs laxatifs se donnent en boissons : la pulpe, l'extrait, la conserve de casse, le tamarin, la casse mondée de 30 à 60 grammes, à la manne 60 à 90 grammes par 125 grammes d'eau. — La mannite 50 grammes, et 25 grammes pour enfants. L'huile de ricin, de 30 à 60 grammes.

Les purgatifs salins se donnent en boissons, de 15 à 60 grammes. La magnésie, le carbonate, 8 à 15 grammes, suspendus dans un verre d'eau sucrée. Le proto-chlorure de mercure, 50 à 75 centigrammes, incorporés dans du miel, en pilules, etc.

Les purgatifs drastiques : La résine de jalap, la scammonée, la gomme gutte, la coloquinte, l'aloès, de 30 à 60 centigrammes, en pilules, associés à des extraits, au savon, à la manne, ou suspendus dans un looch, une potion, excepté l'aloès et la coloquinte; la racine de jalap en poudre, la gratiole de 2 à 4 grammes, suspendus dans un véhicule; le séné, 8 à 16 grammes; la gratiole, 2 à 4 grammes pour 125 grammes de véhicule. Le sirop de nerprun, 15 à 30 grammes, à l'huile de croton tiglium, 1 à 2 gouttes; l'huile d'épurge, 6 à 12 gouttes; en pilules ou mêlées à une huile fixe.

FORMULES DES MÉDICAMENTS LES PLUS EMPLOYÉS

&

Notice sur leur emploi.

MÉDICATION ÉMOLLIENTE.

Nº 1. — *Tisane Béchique.*

Fleurs de mauve. . . . . 2 grammes.
Pied-de-chat . . . . 2 —
Pas-d'âne . . . . 2 —
Pétales de coquelicot . . . . 2 —

soit 8 grammes espèces béchiques ainsi nommées quand ces quatre fleurs sont réunies.

Eau bouillante 1 litre, faites infuser et passez; on édulcore avec 60 grammes de sirop de sucre, ou l'on sucre avec une quantité à peu près égale de sucre, soit avec 40 grammes.

Nº 2. — *Tisane pectorale.*

Feuilles de capillaire de Canada . . . . . . 3 grammes.
— de véronique . . . . 3 —
— d'hysope . . . . 3 —
— de lierre terrestre . . . . 3 —

soit 12 grammes espèces pectorales, ainsi nommées quand ces plantes sont réunies.

Eau bouillante 1 litre, faites infuser et passez; on édulcore comme ci-dessus.

Nº 3. — *Autre formule de tisane pectorale.*

Dattes privées de leurs noyaux . . . . .) 250 grammes
Jujubes . . . . 250 —
Figues sèches . . . . 250 —
Raisins secs . . . . 250 —

soit 1,000 grammes de fruits pectoraux ou béchiques, faites bouillir dans 2 litres 1/2 d'eau jusqu'à réduction d'un litre; passez et ajoutez miel blanc 50 grammes.

Nº 4. — *Tisane d'orge.*

Orge entière. . . . . 20 grammes.

lavez l'orge à l'eau tiède, et faites bouillir ensuite dans une suffisante quantité d'eau ; jusqu'à ce que le grain soit bien crevé et que le liquide soit réduit à 1 litre; passez à travers une étamine claire; on édulcore souvent avec miel 60 grammes; on a alors l'orge miellée.

Nº 5. — *Tisane de gomme (eau gommée.)*

Gomme arabique entière . . . . 15 grammes
Eau froide . . . . 1 litre.
Sirop de sucre, 60 grammes ou sucre . . . 40 grammes.

Nº 6. — *Tisane de riz (eau de riz.)*

Riz préalablement lavé . . . . de 15 à 30 grammes.
Eau . . . . 1 litre.

il faut prolonger l'ébullition jusqu'à ce que le riz soit crevé et remplacer l'eau au fur et à mesure qu'elle s'évapore.

Nº 7. — *Tisane de graine de lin.*

Graine de lin . . . . de 8 à 16 grammes.
Eau . . . . 1 litre.

on la prépare par infusion pendant dix à douze heures, si les graines sont entières; et par macération, si elles sont concassées. C'est peut-être une des boissons mucilagineuses, lorsqu'elle n'est pas trop chargée, qui fatigue le moins les organes gastriques.

V₁

No 8. — *Julep émollient.*

Infusé de fleurs de guimauve	100	grammes.
Gomme arabique pulvérisée	8	—
Sirop de violettes	30	—

à prendre par cuillerées dans le courant de la journée, dans les cas de rhume, de toux, vers la fin des pneumonies, et pour faciliter l'expectoration.

No 9. — *Potion huileuse.*

Huile d'amandes douces	25	grammes.
Gomme arabique pulvérisée	8	—
Infusé de capillaire	100	—
Sirop de guimauve	50	—

à prendre par cuillerées, toutes les 2 ou 3 heures. Cette potion convient dans les affections catarrhales, et vers la fin des pneumonies, lorsqu'il y a un peu de sécheresse, et que l'expectoration est pénible.

No 10. — *Gargarisme émollient.*

Figues violettes sèches	15	grammes.
Eau	500	—
Miel	30	—

faites par décoction; ce gargarisme convient dans les cas d'angine d'amygdalite et autres inflammations de la bouche. On pourrait, au lieu de miel, le couper avec du lait, ou remplacer les figues par autant d'orge mondée ou de raisins secs.

No 11 — *Lavement émollient.*

Gros son	1	poignée.
Eau	500	grammes.

faites par décoction; ce lavement est administré dans les cas de dévoiement, de diarrhée avec chaleur, douleur, coliques, etc. Le son pourrait être remplacé par 8 à 15 grammes de racine de guimauve, de graine de lin, ou de fécule de pommes de terre.

No 12. — *Cataplasme émollient.*

Farine de graine de lin	60	grammes.
Eau		suffisante quantité.

délayez la farine dans l'eau pour former une bouillie claire: chauffez jusqu'à consistance de pâte cohérente, que vous mettrez sur un linge, et étendez à la superficie 15 grammes environ de graisse, pendant que le cataplasme est encore assez chaud pour la liquéfier.

Ce cataplasme convient dans les cas de *phlegmon*, de *furoncle*, et autres inflammations externes, et en particulier lorsque les parties sont recouvertes de poils, afin que les pansements soient moins douloureux. On pourrait remplacer la graisse par le beurre, l'huile d'olives ou d'amandes douces.

No 13. — *Bain émollient.*

Gélatine concassée (colle de Flandre) . . .	500	grammes.
Eau	4	litres

faites dissoudre à chaud et versez la solution encore liquide dans l'eau du bain.

Ce bain gélatineux convient pour donner de la souplesse à la peau, ainsi que dans les affections chroniques de cet organe avec chaleur, prurit, et dans quelques phlegmasies viscérales avec irritation nerveuse, etc. On pourrait remplacer la gélatine comme émolliente, par 12 à 20 poignées de feuilles de mauve ou de guimauve, par 500 grammes de racines de guimauve, ou autant de graine de lin; en ce cas, il faudrait procéder par décoction de 1/4 à 1/2 heure.

No 14. — *Cérat émollient, adoucissant.*

Cire blanche récente et coupée	2	grammes.
Huile d'amandes douces	8	—

faire fondre dans une petite casserole ou une cuillère, et battre ensuite jusqu'à complet réfroidissement. On pourrait ajouter 2 grammes blanc de baleine ou de beurre de cacao.

Ce cérat est employé comme adoucissant dans les gerçures des seins, des lèvres, contre les boutons, les irritations légères des ailes du nez.

Nº 15. — *Sirop de gomme arabique.*

Gomme arabique	100	grammes.
Eau filtrée	100	—
Sirop de sucre	800	—

on lave la gomme à deux reprises en la malaxant pendant quelques instants dans le double de son poids d'eau froide. On la met ensuite en contact avec les 100 grammes d'eau filtrée et l'on remue de temps en temps pour faciliter la dissolution. On passe le mucilage sans expression à travers un blanchet; on le mêle au sirop de sucre, et l'on fait cuire jusqu'à 29 degrés aréométriques bouillant.

Nº 16. — *Sirop d'orgeat ou d'amandes.*

Amandes douces	60	grammes.
— amères	20	—
Eau	200	—
Sucre	360	—
Eau de fleur d'oranger	30	—

on sépare les pellicules des amandes. au moyen de l'eau bouillante, et on les pile avec une partie du sucre et de l'eau, pour avoir une pâte très-fine, (on y parvient plus promptement en broyant sur une pierre à chocolat); on fait avec cette pâte et de l'eau une émulsion à laquelle on ajoute le reste du sucre cassé par morceaux; on fait chauffer pour dissoudre le sucre, on passe, et l'on aromatise avec l'eau de fleur d'oranger ou l'esprit de citrons.

Nº 17. — *Pâtes de gomme arabique.*

La gomme arabique est la base de toutes les pâtes, entre autres de celles qui portent le nom de pâtes de jujubes, de dattes, de guimauve, de réglisse. Les matières que l'on ajoute à la gomme et au sucre peuvent en modifier la saveur ou la couleur, mais le plus souvent n'ajoutent rien à ses propriétés. Voici les formules de quelques pâtes, dont nous ne décrirons pas le *modus faciendi* car cela nous entraînerait trop loin.

Nº 18. — *Pâte de guimauve.*

Gomme arabique blanche	500	grammes.
Sucre blanc	500	—
Eau de fleur d'oranger	60	—
Blancs d'œufs	Nº 6	

Nº 19. — *Pâte de jujubes.*

Jujubes secs	30	grammes.
Gomme du Sénégal	180	—
Sirop de sucre	220	—
Eau de fleur d'oranger	10	—

Nº 20. — *Pâte de lichen.*

Lichen d'Islande	500	grammes.
Gomme arabique	2500	—
Sucre	2000	—

Nº 21. *Pâte de Regnault.*

Quatre fleurs	500	grammes.
Gomme arabique	5000	—
Sucre	2500	—
Teinture de baume de Tolu	24	—
Eau	1500	—

Ces pâtes se prennent par petits carrés que l'on laisse fondre dans la bouche.

MÉDICATION TEMPÉRANTE & RAFRAÎCHISSANTE.

Nous pouvons sans crainte d'être même incomplet renvoyer à ce que nous disons *pages 2, 24 et 28* de cette notice ; nous n'avons pas d'autre formule à donner. — Cette médication fort simple consistant en une limonade de fruits acides, ou les acides eux-mêmes étendus d'une quantité d'eau que nous avons indiquée.

MÉDICATION TONIQUE ASTRINGENTE.

N° 22. — *Tisane astringente au cachou.*

Cachou concassé . . . . 8 grammes.
Eau bouillante . . . . 1 litre.
faites infuser pendant 1 heure et passez.
Édulcorez ensuite avec sirop de coings   64 grammes.

Cette tisane est indiquée dans la diarrhée, le dévoiement atoniques ; on peut remplacer le cachou soit par 8 grammes de kino, 8 grammes de ratanhia, ou bien 15 grammes de noix de galle, d'écorce de chêne, de bistorte, de tormentille, si l'on voulait avoir un effet plus actif ; mais ces dernières substances tourmentent davantage les organes gastriques.

N° 23. — *Potion astringente.*

La base des potions sera la même que celle des tisanes ; elles peuvent se composer avec les extraits de ratanhia, de cachou, ou avec le tannin lui-même, soit :

Extrait de ratanhia . . . . 8 grammes.
Sirop de vinaigre framboisé . . . . 32 —
Infusé de roses de Provins . . . . 100 —
cette potion qui se donne par cuillerées dans la journée, convient dans les hémorrhagies, la diarrhée, le dévoiement atoniques ; on pourrait remplacer l'extrait de ratanhia par l'extrait de cachou.

N° 24. — *Potion astringente à base de tannin.*

Eau ordinaire . . . . 100 grammes.
Eau de fleurs d'oranger . . . . 20 —
Tannin . . . . 5 décigrammes.
Teinture de cannelle . . . . 2 grammes.
Sirop d'œillet . . . . 30 —
à prendre par cuillerées d'heure en heure, dans les hémorrhagies passives.

N° 25. — *Électuaire astringent.*

Tannin . . . . 5 décigrammes.
Laudanum sydenham . . . . 10 gouttes.
Conserve de roses . . . . 10 grammes.
à prendre en un jour en trois fois, contre les diarrhées rebelles.

N° 26. — *Pilules astringentes.*

Tannin pur . . . . 20 centigrammes.
Gomme arabique pulvérisée . . . . 80 —
Sirop simple . . . . quantité suffisante.
Pour 8 pilules
à prendre une pilule le matin et une pilule le soir dans les diarrhées, les leucorrhées, les gonorrhées anciennes, etc.

N° 27. — *Lavement astringent.*

Cachou concassé . . . . 8 grammes.
Eau . . . . 1 litre.
faites une décoction en renouvelant l'eau évaporée.
Passez et suspendez dans le liquide encore chaud :
Amidon . . . . 8 grammes.
ce lavement convient dans les diarrhées, les dévoiements anciens et rebelles.

N° 28. — *Autre.*

Bistorte . . . . 10 grammes.

Roses rouges . . . . 10 grammes.
Faites infuser dans eau . . . . 300 —
Passez et ajoutez laudanum sydenham . . . . 5 gouttes.
contre les diarrhées chroniques.

Nº 29. — *Pommade astringente.*

Graisse . . . . 50 grammes.
Tannin . . . . 2 —
Eau pure . . . . 2 —

dissolvez le tannin dans la quantité d'eau prescrite, ajoutez-y la graisse et mêlez exactement.

On se sert de cette pommade pour remédier à la tonicité des plaies et au relâchement de certains organes. Elle peut être utile pour les hernies des enfants. M. Cazenave l'emploie avec succès dans plusieurs maladies chroniques de la peau, et notamment dans les excoriations de l'eczéma et contre l'herpès tonsurant.

Nº 30. — *Gargarisme astringent.*

Alun cristallisé . . . . 4 grammes.
Eau . . . . 250 —
Sirop de mûres . . . . 32 —

Ce gargarisme s'administre par gorgées en plusieurs fois par jour, dans les cas de salivation abondante, de mauvaise haleine, dont la cause réside dans la bouche ou le pharynx : dans la diphtérite, les ulcérations atoniques de la bouche, etc.

Nº 31. — *Injection astringente.*

Sulfate de zinc . . . . 2 grammes.
Eau distillée de roses . . . . 250 —
Cette injection convient dans les gonorrhées chroniques.

Nº 32. — *Autre de Ricord pour l'urètre.*

Acétate de plomb . . . . 3 grammes.
Eau distillée de roses . . . . 150 —

Nº 33. — *Autre du même pour le vagin.*

Acétate de plomb . . . . 20 grammes.
Eau de roses . . . . 1,000 —
on porte la dose d'acétate de plomb jusqu'à 50 grammes en augmentant graduellement.

Nº 34. — *Autre du même.*

Acétate de plomb . . . . 5 grammes.
Eau . . . . 250 —
formule constante pour la balanite : les lotions sur la vulve, les applications sur les piqûres de sangsues.

Nº 35. — *Collyre résolutif.*

Eau de roses . . . . 120 grammes.
Sous-acétate plomb liquide . . . . 4 —
Alcool et vulnéraire . . . . 8 —

Nº 36. — *Collyre répercussif.*

Eau de roses et de plantain . . . . 30 à 50 grammes.
Acétate de plomb cristallisé . . . . 3 décigrammes.
dans le commencement de l'inflammation des paupières.

Nº 37. — *Autre collyre.*

Sulfate de zinc . . . . 2 grammes.
Eau de roses . . . . 250 —
dans les ophtalmies chroniques, les congestions passives de la conjonctive, les taies de la cornée succédant à l'ophtalmie; en ce cas, on l'instille dans l'œil : assez fréquemment on ajoute 6 à 8 gouttes de laudanum sydenham par 50 grammes d'eau.

Nº 38. — *Collyre sec ou pommade anti-ophtalmique de* REGENT.

Acétate de plomb cristallisé. . . . . 10 grammes.
Oxide rouge de mercure . . . . 10 —
Camphre. . . . . 1 —
Beurre frais lavé à l'eau de roses . . . . 150 —
mêlez et broyez sur le porphyre.

Nº 39. — *Autre de* VELPEAU.

Nitrate d'argent fondu . . . . 1 décigramme.
Triturez dans un mortier de porcelaine avec
   axonge . . . . 8 grammes.
en frictions, gros comme la tête d'une épingle, sur la surface interne du bord
des paupières malades.

Nº 40. — *Lotion astringente.*

Alun. . . . . 50 grammes.
Eau . . . . 500 —
contre les engelures non ulcérées.

Nº 41 — *Lotion astringente de* PAGLIARI, *dite hémostatique.*

Benjoin. . . . . 250 grammes.
Alun . . . . 500 —
Eau . . . . 5 kilogrammes.
faites bouillir six heures dans un pot vernissé, en remplaçant l'eau qui
s'évapore. Filtrez ensuite.

Nº 42. — *Autre ou eau végéto-minérale.*

Sous-acétate de plomb liquide . . . . 16 grammes.
Alcool . . . . 64 —
Eau de rivière . . . . 1 litre.

Nº 43. — *Cérat astringent ou de* GOULARD.

Cérat. . . . . 30 grammes.
Sous-acétate de plomb liquide . . . . 4 à 8 —
est employé pour dessécher les plaies.

Nº 44. — *Cérat résolutif de* BAUMÈS.

Cérat . . . . 100 grammes.
Extrait de saturne . . . . 10 —
Camphre . . . . 1 —
pour panser les chancres indolents, les engelures, ulcères.

***

MÉDICATION TONIQUE.

Nº 45. — *Toniques végétaux.* — *Amers.* Pages 4 et 29.

Parmi les toniques végétaux amers, on place en première ligne le quinquina. Un grand nombre de formules existent pour toutes les préparations de ce précieux médicament, nous donnons les principales ou celles qui remplissent en thérapeutique le but qu'on se propose.

FORMULES AVEC LE QUINQUINA OU SON EXTRAIT.

Nº 46. — *Tisane tonique.*

Quinquina gris concassé. . . . . 16 grammes.
Eau. . . . . 1 litre.
faites bouillir 5 ou 6 minutes, passez et ajoutez :
Sirop de vinaigre framboisé . . . . 60 grammes.
Cette tisane doit être donnée trouble. Elle convient comme tonique des organes gastriques et dans les affections scrofuleuses, scorbutiques, etc.

Nº 47. — *Vin fébrifuge de quinquina.*

Quinquina jaune calisaya . . . . 100 grammes.

Écorce d'angusture vraie . . . . 10 —
concassez les deux écorces, versez dessus :
    Alcool à 21 degrés . . . . 200 —
laissez en contact dans un vase fermé pendant 24 heures, ajoutez vin blanc de Bourgogne acide 1 litre.

Faites macérer pendant un mois, en agitant de temps en temps; tirez à clair. Dose de 60 à 120 grammes comme fébrifuge, et de 10 à 50 grammes comme tonique. Ce vin, d'après BOUCHARDAT, qui le recommande vivement, est surtout très-utile pour empêcher le retour des fièvres intermittentes sujettes à récidive : 100 grammes par jour. C'est un tonique très-puissant : à la dose de 20 grammes, avant le repas, il facilite la digestion.

Nº 48. — *Lavement de quinquina.*

Quinquina jaune royal . . . . 20 grammes.
Faites bouillir pendant une demi-heure dans eau
    quantité suffisante pour être réduit à . . . . 250 —
Passez et ajoutez laudanum sydenham . . . . 12 gouttes
    contre les fièvres intermittentes.

Nº 49. — *Lavement antiseptique de* RÉCAMIER.

Quinquina jaune royal . . . . 20 grammes,
Faites bouillir pendant une demi-heure dans suffi-
    sante quantité d'eau pour réduire à eau . . . . 300 —
Passez et ajoutez camphre délayé dans un jaune 4 —
    d'œuf.

Nº 50. — *Poudre de charbon et de quinquina.*

Quinquina gris en poudre fine . . . . 100 grammes.
Charbon pulvérisé . . . . 100 —
Mêlez exactement. On se sert de ce mélange pour saupoudrer et panser les plaies gangréneuses.

Nº 51. — *Gargarisme de* HUNTER.

Décoction de quinquina . . . . 200 grammes.
Teinture de myrrhe . . . . 50 —
Acide sulfurique affaibli . . . . 2 —
Miel rosat . . . . 60 —
vanté dans le scorbut.

Nº 52. — *Potion tonique, cordiale, stomachique.*

Extrait de quinquina . . . . 8 grammes.
Sirop de coings . . . . 64 —
Infusé de petite centaurée . . . . 125 —
On donne cette potion par cuillerées avant le repas ou dans la journée. Elle convient comme tonique des organes gastriques et dans les affections scrofuleuses, scorbutiques, etc.

Nº 53. — *Mixture tonique et stimulante de* DUBOIS.

Extrait de quinquina . . . . 5 grammes.
Gomme arabique pulvérisée . . . . 2 —
Faites dissoudre dans eau . . . . 200 —
ajoutez :
Sirop de Guimauve . . . . 30 —
Sirop de Tolu . . . . 30 —
une cuillerée toutes les trois heures.

Nº 54. — *Potion de* CHOMEL.

Extrait de quinquina mou . . . . 5 grammes.
Potion gommeuse . . . . 150 —
à prendre par cuillerées, dans la période adynamique des fièvres typhoïdes.

Nº 55. — *Cérat antiseptique.*

Extrait alcoolique de quinquina . . . . 5 grammes.
Cérat . . . . 40 —

N° 56. — *Tablettes de quinquina.*

Poudre de quinquina. . . . . 64 grammes.
Poudre de cannelle. . . . . 8 —
Sucre blanc . . . . 440 —
Mucilage de gomme adraganthe quantité suffisante
    pour faire des tablettes de grosseur ordinaire; en
    prendre 5 à 6 par jour comme tonique.

FORMULES AVEC L'ALCALOÏDE DU QUINQUINA.

N° 57. — *Préparations de quinine.*

A l'intérieur. On prescrit le sulfate de quinine, depuis la dose de 1 décigramme jusqu'à 4 grammes par jour. Par la méthode endermique, à la dose de 2 à 5 décigrammes.

N° 58. — *Poudre de sulfate de quinine.*

Sulfate de quinine. . . . . 1 gramme.
Sucre. . . . . 4 —
Divisez en six paquets. Trois par jour contre les fièvres intermittentes. Dans un pain azyme, des confitures ou du miel.

N° 59. — *Potion antipériodique.*

Sulfate de quinine. . . . . 50 centigrammes.
Acide sulfurique. 1 goutte.
Sirop de gomme . . . . 64 grammes.
Eau simple. . . . . 125 —
à prendre en trois ou quatre doses, dans l'apyrexie des fièvres intermittentes; la dernière dose sera administrée deux heures avant l'arrivée présumée de l'accès.

N° 60. — *Autre.*

Sulfate de quinine . . . . 1 gramme.
Eau . . . . 50 —
    Acide sulfurique alcoolisé, quelques gouttes pour dissoudre le sulfate
    de quinine.
Sirop de sucre. . . . . 20 grammes.
Sirop diacode . . . . 20 —
à prendre en deux fois, à une heure d'intervalle.

N° 61. — *Pilules de sulfate de quinine.*

Sulfate de quinine. . . . . 6 décigrammes.
Extrait d'absinthe . . . . quantité suffisante.
Faites 6 pilules à prendre en trois fois.

N° 62. — *Pilules de sulfate de quinine opiacées.*

Sulfate de quinine. . . . . 6 décigrammes.
Extrait d'opium . . . . 5 centigrammes.
Conserves de roses. . . . . quantité suffisante.
Faire 12 pilules. On en prendra 4 par jour, contre les fièvres intermittentes.

N° 63. — *Pilules antinévralgiques.*

Extrait de valériane . . . . 2 grammes.
Assa fœtida . . . . 2 —
Thridace . . . . 2 —
Extrait thébaïque . . . . 25 centigrammes.
Sulfate de quinine . . . . 60 —
Faites des pilules de 60 centigrammes. Contre les céphalalgies à type intermittent obscur et contre certaines gastralgies avec redoublement périodique.

N° 64. — *Pommade fébrifuge de BOUDIN.*

Sulfate de quinine. . . . . 4 grammes.

Dissolvez dans un peu d'eau avec quelques gouttes d'alcool et d'acide sulfurique, et incorporez avec graisse 16 grammes.

Cette pommade est employée depuis longtemps en Suisse ; elle rend de grands services toutes les fois que la quinine n'est tolérée ni par l'estomac ni par le rectum. On l'applique sur l'aine ou l'aisselle préalablement rasées, puis on la recouvre avec un morceau de taffetas gommé.

N° 65. — *Lavement de sulfate de quinine.*

Sulfate de quinine . . . . 1 gramme.
Décoction de pavot . . . . 150 grammes.
on conserve ce lavement le plus longtemps possible.

N° 66. — *Suppositoire de sulfate de quinine.*

Sulfate de quinine . . . . 1 gramme.
Beurre de cacao . . . . 6 grammes.
Incorporez. M. BOUDIN emploie ce suppositoire quand l'estomac ne supporte pas le sulfate de quinine, et que le rectum rejette le lavement, ou qu'on n'a pas le temps d'attendre l'absorption de la pommade.

N° 67. — *Des amers autres que le quinquina.*

La racine de gentiane, le ményante, la petite centaurée, le houblon, le chardon-béni, conviennent pour réveiller l'appétit, rendre la digestion plus facile et comme toniques, fortifiants dans les désordres fonctionnels du canal intestinal.

La gentiane, entre autres, est un agent avec lequel le thérapeutiste peut obtenir les plus grands résultats, dans les divers cas qui réclament la médication tonique. On emploie la gentiane pour stimuler l'appétit, pour ranimer les forces dans l'anémie, la chlorose, les affections scrofuleuses.

N° 68. — *Tisane de gentiane.*

Gentiane incisée . . . . 4 grammes.
Eau bouillante . . . . 1 litre.
Faites infuser pendant deux heures et passez.

N° 69. — *Apozème amer de gentiane.*

Gentiane . . . . 5 grammes.
Camomille . . . . 2 —
Sirop d'absinthe . . . . 50 —
Eau bouillante . . . . 1 litre.
à prendre par tasse dans la journée. Comme tonique et stomachique.

N° 70. — *Teinture de gentiane ammoniacale.*

Gentiane . . . . 32 grammes.
Carbonate d'ammoniaque . . . . 8 —
Alcool à 21 degrés . . . . 1000 —
Dose de 10 à 50 grammes. Contre les scrofules.

N° 71. — *Vin de Gentiane.*

Racine de gentiane . . . . 32 grammes.
Alcool de 56 degrés cent. . . . . 64 —
Vin rouge . . . . 1 litre.
Dose de 60 à 120 grammes. Comme tonique amer.

N° 72. — *Bière amère.*

Bourgeons de sapin du nord . . . . 15 grammes.
Feuilles d'absinthe . . . . 10 —
Racine de gentiane . . . . 10 —
Incisez les feuilles et la racine, faites macérer le tout
pendant 2 ou 3 jours dans : . . . . . . Bière . . 2 litres 1/2
filtrez et conservez. Tonique stomachique contre les maladies vermineuses.

N° 73. — *Sirop de gentiane composé.*

Sirop de quinquina au vin . . . . 100 grammes.
Sirop de rhubarbe . . . . 50 —

Teinture de gentiane. . . . . 6 grammes.

sirop antiscrofuleux : au-dessous de quatre ans, on en donne deux petites cuillerées à café par jour, et l'on continue pendant trois mois au moins.

Nᵒ 74. — *Autre antiscrofuleux.*

Sirop de gentiane . . . . 500 grammes.
— de quinquina . . . . 500 —
— d'écorce d'orange . . . . 500 —

à prendre 5 cuillerées dans la journée.

Nᵒ 75. — *Sirop d'écorce d'oranges amères* (LAROZE.)

C'est un tonique stomachique bien reconnu dans les affections attribuées à l'atonie de l'estomac et du canal alimentaire. Les individus faibles sous l'influence d'un tempérament nerveux, ceux soumis aux variations de l'atmosphère qui ont en général une digestion lente et pénible, les personnes d'une complexion débile, les enfants, les vieillards affaiblis par l'âge et les infirmités trouveront, dans l'emploi du *sirop d'écorce d'oranges amères* de LAROZE, un moyen infaillible d'augmenter graduellement et naturellement la vitalité de leurs organes et d'exciter leur force digestive. Éprouvé en effet depuis longtemps, d'une action douce et d'un goût délicieux, ce sirop agit tout à la fois et comme antispasmodique et comme tonique par son principe amer.

M. J.-P. LAROZE, pharmacien distingué de Paris, a donc su par une préparation qui lui est personnelle rendre à ce précieux médicament toute la réputation qu'il possédait autrefois, car cette constance dans son effet curatif, n'est due qu'à son procédé de préparation. Combien en effet d'excellents médicaments tombent ainsi dans l'oubli pour avoir été livrés à des mains inexpérimentées, et si le monopole a quelquefois du bon en lui c'est surtout en fait de médicaments.

Nᵒ 76. — *Liqueur hygénique de table à l'écorce d'oranges amères.*

Les Hollandais ont comme on le sait rendu célèbre sous le nom de *curaçao*, une liqueur de table qui doit ses propriétés digestives et toniques à l'écorce d'oranges amères. — M. LAROZE qui a pu avec tant de bonheur faire de l'écorce d'oranges amères un si bon médicament a été engagé par ses confrères à faire aussi une délicieuse liqueur de table. — Inutile de dire qu'il est arrivé à faire mieux que les fabricants hollandais actuels qui obligés de suivre la concurrence, colorent leur liqueur au bois de Brésil et lésinent sur le reste.

La liqueur ou curaçao de LAROZE a toutes les propriétés stomachiques et digestives du sirop d'écorces d'oranges et il est en outre approprié au rôle qu'il doit jouer. C'est donc un double problème que M. LAROZE a résolu et qui assure à ce nouveau produit la réputation européenne dont jouit déjà son sirop d'écorce d'oranges.

TONIQUES MINÉRAUX, (*pages 4 & 29.*)

Préparations ferrugineuses.

Les maladies de l'appareil digestif qui réclament l'emploi des ferrugineux, sont peu nombreuses, cependant ils peuvent se rendre utiles à la suite des affections graves, après la période d'inflammation, lorsque les organes gastriques sont dans un état de langueur et lorsque l'hématose a reçu une atteinte profonde. Ils conviennent aussi dans le dévoiement, les diarrhées séreuses qui paraissent dépendre de l'imperfection de la chimification. Des phlegmatorrhagies gastriques, des pneumatoses, des hémorrhagies intestinales atoniques ont cédé aussi à l'usage des ferrugineux.

La chlorose, maladie si singulière par la bizarrerie des désordres fonctionnels qu'elle entraîne ordinairement à sa suite, rare chez l'homme, assez commune chez les filles pubères, et qui s'observe aussi chez les femmes à l'époque du retour, réclame l'emploi des ferrugineux ; ces médicaments sont même considérés par beaucoup d'auteurs comme spécifiques de cette maladie.

Dans les *anémies* qui dépendent de pertes sanguines abondantes ou d'une alimentation mauvaise, insuffisante ; ainsi que dans les maladies scrofuleuses, les infiltrations, les hydropisies atoniques, on peut retirer le plus grand avantage des ferrugineux, associés surtout aux amers, aux iodures, aux diurétiques, etc.

Dans les amenorrhées, dismenorrhées, les ferrugineux sont réputés par certains praticiens comme les meilleurs médicaments, par d'autres comme anti-hémorrhagiques. Il est certain qu'ils peuvent faciliter, régulariser l'écoulement des règles, dans les cas d'anémie générale, de chlorose, d'atonie de l'utérus; mais il n'en est pas moins vrai aussi que dans d'autres cas, ils donnent des résultats différents.

Enfin les ferrugineux conviennent aussi dans les affections catarrhales chroniques (leucorrhées, blennorrhées), qui se manifestent chez les personnes lymphatiques ou qui, par leur durée ont porté atteinte à l'assimilation; des cas d'incontinence d'urine, de spermatorrhée ont cédé à leur emploi.

Un grand nombre de formules de ferrugineux ont été données, nous ne publierons que celles qui sont consacrées par l'usage. Tous les ferrugineux en général agissant à peu près de la même manière.

N° 77. — *Poudre ferrugineuse* du Dr QUESNEVILLE.

Cette préparation qui a précédé toutes les nouvelles formules publiées depuis 16 ans, a pour base un sel double de fer et est unie en même temps à un purgatif salin, le tartrate de soude; elle n'a pas comme les autres ferrugineux l'inconvénient de constiper le malade. Elle offre encore cet avantage de pouvoir être prise pendant les repas et de fournir à l'eau dans laquelle on la prend un goût piquant d'acide carbonique qui plaît au malade et aiguise son appétit. Cette préparation est présentée sans contredit sous une des formes les plus heureuses, et quant à sa composition, l'état de sel double la rend d'une activité très-grande.

N° 78. — *Pilules anti-chlorotiques* de BLAUD.

Sulfate de fer . . . . 10 grammes.
Carbonate de potasse . . . . 10 —

mêlez, et avec suffisante quantité de sirop simple, de poudre de réglisse et de gomme adraganthe, faites selon l'art 50 pilules et par la suite 30 seulement, on prend une pilule le matin, et une le soir.

La réputation dont ces pilules ont joui malgré leur formule défectueuse tient à ce que à l'époque où le Dr BLAUD les préconisa on ne connaissait encore ni les pilules de VALLET, ni la poudre QUESNEVILLE, ni les lactates de fer, etc. qu'on n'employait alors que le carbonate rouge de fer, les clous rouillés et autres compositions analogues. Aujourd'hui les pilules de BLAUD sont rarement employées, c'est en effet un produit qui ne se conserve pas.

N° 79. — *Pastilles de lactate de fer* de GÉLIS & CONTÉ.

Lactate de protoxide de fer . . . . 25 grammes.
Essence de menthe . . . . 1 —
Sucre 500
Eau de menthe . . . . quantité suffisante.

faites des pastilles à la goutte de 50 centigrammes; on a reproché à ces pastilles leur goût de menthe trop prononcé qui dans certains cas peut être nuisible.

N° 80. *Fer réduit par l'hydrogène.*

D'après M. QUEVENNE le fer dans l'état de division où le donne la réduction d'un oxide par l'hydrogène serait préférable à tous les ferrugineux recommandés; car à une facilité très-grande à se dissoudre dans le suc gastrique, il jouirait d'une insipidité complète.

N° 81. — *Pilules d'oxide noir de fer.*

Les pilules d'oxide noir de fer ont selon nous une action tout aussi favorable que le fer réduit de QUEVENNE, car le fer réduit dans l'état de division où il se trouve se convertit en oxide noir de fer sitôt qu'il est en contact avec l'eau; n'arrivant donc qu'oxidé dans le suc gastrique, ou ne pouvant s'y dissoudre que sous cet état, ce sont des frais de réduction et d'hydrogène inutiles.

N° 82. — *Pilules* du DOCTEUR VALLET.

Le Docteur VALLET décompose le sulfate de fer par le carbonate de soude, et le carbonate de fer lavé par des procédés particuliers, qui en résulte, il le mêle au miel et dessèche le tout au bain-marie jusqu'à consistance pilulaire. — Le miel a pour but de conserver exempt d'oxidation le proto-carbonate de fer et de le présenter sous une forme très-facilement attaquable aux acides de l'estomac. Ces pilules ou plutôt le procédé opératoire de VALLET a été approuvé par l'Académie de Médecine ; il est constant en effet que lorsqu'on ne veut pas ordonner des préparations solubles de fer, ce sont les pilules telles que le Dr VALLET les prépare lui-même (et non les imitations grossières, ou les oxides rouges de fer, donnés sous le nom de carbonates de fer et qui n'ont aucun rapport avec les pilules dont nous parlons), qui sont le meilleur médicament que l'on puisse prendre ; avec le moyen de conservation qu'elles possèdent en effet, elles sont constamment dans un état très-favorable pour être absorbées facilement.

Ces pilules doivent être prises à des doses graduellement croissantes et au commencement des deux principaux repas, dans la première cuillerée d'aliments ; ainsi le premier jour, on en prendra 1 le matin et 1 le soir ; le second jour, 1 le matin et 2 le soir ; le troisième jour, 2 le matin et 2 le soir, et ainsi de suite, en augmentant de 1 chaque jour, jusqu'à ce qu'on soit arrivé à en prendre 8 ou 10 par jour, suivant l'âge et la constitution des malades qui, parvenus à ce nombre, les continuent jusqu'à leur parfaite guérison.

N° 83. — *Pilules de lactate de fer.*

Lactate de fer   1   gramme.
Poudre de guimauve   1   —
Miel . . . .   quantité suffisante.
pour faire 20 pilules.

N° 84. — *Pain au lactate de fer.*

On ajoute 25 centigrammes de lactate de fer dans la pâte d'un petit pain. C'est une manière très-heureuse d'administrer le fer et qui réussit parfaitement ; on pourrait remplacer le lactate par le sulfate de fer, s'il s'agissait de de grandes quantités de pain à donner à des enfants, par exemple.

N° 85. — *Sirop de citrate de fer* (BÉRAL.)

Sirop simple   28   grammes.
Citrate de fer et d'ammoniaque en paillettes .   1   —
Saccharure de girofle et de vanille   1   —
mêlez et faites dissoudre.

N° 86. — *Pilules ferrugineuses* (ANDRAL.)

Poudre de digitale   60   centigrammes.
Limaille de fer porphyrisée   2   grammes.
Thridace   2   —
faire selon l'art 36 pilules, 2 ou 3 par jour, à doses croissantes, dans la chlorose.

N° 87. — *Pilules de fer aloétiques.*

Limaille de fer porphyrisée   20   grammes
Canelle en poudre   10   —
Alcès succotrin   5   —
mêlez et avec suffisante quantité de sirop d'armoise faites des pilules de 2 décigrammes, 2 à 10 par jour.

N° 88. — *Pommade martiale* de VELPEAU *contre les erysipèles.*

Axonge   40   grammes.
Sulfate de fer effleuri à l'étuve   10   —

DES TONIQUES EXCITANTS, *pages 5 & 30,*
ou *de la médication stimulante.*

Les stimulants fournis par le règne minéral sont comme nous l'avons vu *page 5*, l'ammoniaque, l'acide carbonique et les produits résultant de la fermentation alcoolique.

N° 89. — *Potion stimulante diffusible.*

Ammoniaque liquide	24 gouttes.
Eau distillée de mélisse	100 grammes.
Sirop simple	60 —

à prendre en 3 ou 4 doses, pour pousser à la peau, augmenter la transpiration ; dans les cas de morsure par les animaux vénimeux, dans les cas de collapsus, d'affaissement nerveux ; pour combattre l'ivresse.

N° 90. *Eau* de LUCE.

Ammoniaque liquide à 22 d	70 grammes.
mêlez avec la teinture suivante :	
Alcool à 36 d	5 —
Huile de succin	1 décigramme.
Baume de la Mecque	3 centigrammes.

10 à 20 gouttes dans un verre d'eau.

N° 91. — *Potion diaphorétique.*

Carbonate d'ammoniaque	2 grammes.
Rhum	20 —
Sirop de sucre	20 —
Eau	100 —

à prendre en deux fois, le matin à jeûn et une heure avant le principal repas, dans le cas de glucosurie.

BOUCHARDAT regarde cette potion comme très-efficace. On augmente successivement la dose de carbonate d'ammoniaque. BOUCHARDAT dit qu'il arrête la dose de carbonate d'ammoniaque à 5 grammes, mais que l'on peut la porter à 10 grammes.

N° 92. — *Potion stimulante diaphorétique.*

Acétate d'ammoniaque	15 grammes.
Eau distillée de cannelle	50 —
— de menthe	50 —
Sirop de sucre	50 —

à prendre par cuillerées toutes les heures.

N° 93. — *Soda Powders.*

Acide tartrique pulvérisé	15 grammes.
divisez en 12 paquets dans du papier blanc	
Bicarbonate de soude	25 —
divisez en 12 paquets dans du papier bleu.	

mettez un paquet d'acide dans un grand verre d'eau ; ajoutez un paquet de sel alcalin : agitez et buvez promptement.

N° 94 — *Potion antiémétique* de RIVIÈRE.

Acide citrique	2 grammes.
Sirop de sucre	25 —
Bicarbonate de potasse	2 —
Eau	120 —

on fait d'abord dissoudre l'acide citrique dans la moitié de l'eau, et dans l'autre moitié le bicarbonate de potasse. — Quand les deux dissolutions sont opérées, on ajoute le sirop à la liqueur qui contient l'acide citrique ; — puis on boit successivement une cuillerée d'une solution et une cuillerée de l'autre, le dégagement d'acide carbonique se fait intérieurement.

Cette potion est très-employée, et c'est dans bien des cas un excellent moyen pour prévenir les symptômes de vomissement.

N° 95. — *Acide carbonique dissous dans l'eau.*

Le gaz acide carbonique dissous dans l'eau à l'aide de la pression constitue l'eau de seltz ordinaire. C'est un très-bon stimulant, on le prend aux repas à l'aide des bouteilles dites syphoïdes qui sont très-commodes.

DES EXCITANTS EXTRACTO-AROMATIQUES.

Nº 96. — *Tisane d'absinthe.*

Sommités sèches d'absinthe. . . . .   1 gramme.
Eau bouillante. . . . .   1 litre

faites infuser pendant une heure et passez.

On préparera de même des tisanes avec la *menthe poivrée*, la *sauge*, le *thé.*

Nº 97. — *Quintessence d'absinthe.*

Sommités de grande absinthe . . . .   200 grammes.
Sommités de petite absinthe.   200   —
Girofle   100   —
Sucre   100   —
Alcool à 36 degrés centésimaux 5000   —

faites macérer huit jours filtrez. Employée comme stomachique à la dose de 50 grammes.

Nº 98 — *Tisane carminative.*

Camomille. . . . .   2 grammes.
Anis   5   —
Eau . . . .   1 litre.
Sucre. . . . .   100 grammes.

Nº 99. — *Lavement de camomille*

Camomille . . . .   5 grammes.
Eau bouillante.   500   —

Nº 100. — *Huile de camomille.*

Fleurs de camomille sèches . . . .   100 grammes.
Huile d'olives   800   —

faites chauffer pendant quelques heures au bain-marie; passez avec expression; laissez déposer et filtrez.

Cette huile est employée en frictions, à la dose de 50 grammes, dans les rhumatismes.

FORMULES A BASE DE PYRÈTHRE.

C'est un excitant assez énergique employé presque exclusivement comme masticatoire pour stimuler l'écoulement de la salive. On en prépare des teintures employées pour combattre les maux de dents; ces collutoires sont surtout utiles quand les douleurs de dents dépendent d'un état d'atonie des gencives. Le cresson de Para jouit de propriétés analogues.

Nº 101. — *Teinture alcoolique de pyrèthre forte.*

Racine de pyrèthre . . . .   32 grammes.
Alcool à 36 degrés   125   —

la dose de 4 grammes dans 120 grammes d'eau comme collutoire.

Nº 102. — *Elixir de pyrèthre composé pour la bouche.*

M. LAROZE pharmacien à Paris prépare depuis longtemps déjà un elixir à base de quinquina, pyrèthre et gayac qui est un excellent dentifrice. Nous croyons devoir y renvoyer ceux qui ne voudraient pas le préparer eux-mêmes.

Nº 103. — *Gargarisme odontalgique.*

Eau distillée de lavande . . . .   60 grammes.
Vinaigre distillé   60   —
Racine de pyrèthre   8   —
Hydrochlorate d'ammoniaque   4   —
Extrait d'opium . . . .   1 décigramme.

faites digérer pendant quelques jours; filtrez. Contre l'odontalgie carieuse et rhumatismale; une cuillerée pour gargariser de temps en temps, ayant soin de ne pas avaler.

FORMULES DES PLANTES DITES ANTISCORBUTIQUES.

Nº 104. — *Sucs antiscorbutiques.*

Feuillles de cresson, de cochléaria, de trèfle d'eau, de chaque une poignée. Pilez ces plantes dans un mortier de marbre : exprimez en le suc, et filtrez le au papier. La dose de suc à prendre est de 100 grammes. — Utile dans le scorbut et dans les affections scrofuleuses.

Nº 105. — *Alcoolat de cochléaria composé.*

Feuilles de cochléaria, 2500 grammes ; — raifort sauvage, 520 grammes ; alcool à 31 degrés, 500 grammes ; distillez selon les indications du Codex. Cet alcoolat s'emploie fréquemment pour collutoire antiscorbutique ; il peut s'ajouter aux tisanes ou potions à la dose de 20 grammes.

Nº 106 — *Vin antiscorbutique.*

Racines de raifort, 32 grammes ; — feuilles récentes de cochléaria, 16 grammes ; — cresson de fontaine, 16 grammes ; — trèfle d'eau, 16 grammes ; semences de moutarde noire, 16 grammes ; — hydrochlorate d'ammoniaque, 8 grammes ; — vin blanc généreux 1 litre ; — alcoolat de cochléaria composé, 16 grammes ; — faites infuser selon l'art. Ce vin est très-employé à dose de 30 à 120 grammes, dans les affections scrofuleuses ou scorbutiques.

Nº 107. — *Potion anti-scorbutique.*

Sirop de quinquina . . . . 50 grammes.
Eau de menthe . . . . 150 —
Alcoolat de cochléaria . . . . 10 —
Suc de citron . . . . 50 —
mêlez : une cuillerée toutes les heures.

Nº 108. — *Sirop antiscorbutique.*

Feuilles de cochléaria, 500 grammes ; — trèfle d'eau, 500 grammes ; — cresson, 500 grammes ; — raifort, 500 grammes ; — oranges amères, 500 grammes ; canelle, 16 grammes ; — vin blanc, 2 litres ; — sucre, 2 kilos, faites selon l'art. Dose : 50 grammes, comme antiscrofuleux.

FORMULES AVEC LES PLANTES AROMATIQUES.

Nº 109. — *Alcoolat de mélisse composé.*

Mélisse fraîche en fleur, 750 grammes ; — zestes de citron, 125 grammes ; canelle fine, 64 grammes ; — girofle, 64 grammes ; — muscades, 64 grammes ; coriandre sèche, 32 grammes ; — racine d'angélique, 32 grammes ; — alcool à 31 degrés centésimaux, 4000 grammes ; faites selon l'art. Employé à la dose de 4 grammes dans un verre d'eau sucrée, comme stimulant ; en friction, comme excitant de la peau dans les rhumatismes, la fièvre typhoïde et dans plusieurs autres affections.

Nº 110. — *Eau de mélisse.*

Feuilles de mélisse fraîches, 3 poignees ; — écorces de citron fraîches, noix muscades, — semences de coriandre, — girofle de chaque 30 grammes ; vin blanc très-généreux et alcool rectifié de chaque 1 kilog. Placez le tout dans une cucurbite de verre, laissez macérer pendant 24 heures en agitant de temps à autre, et distillez ensuite au bain de sable pour retirer 1 kilog de produit.

Nº 111. — *Teinture dite vulnéraire.*

Feuilles fraîches de basilic, de calament, hysope, marjolaine, mélisse, menthe, origan, romarin, sarriette, sauge, serpolet, thym, feuilles d'absinthe, d'angélique, de fénouil, rhüe, hypericum, lavande de chaque 32 grammes ; — alcool à 31 degrés centésimaux, 1 kilog ; — faites macérer, filtrez.

Stimulant général très-vanté, dose 8 grammes dans un demi-verre d'eau sucrée. Pur il est employé avec succès pour fomentations résolutives, dans les cas de contusion.

Nº 112. — *Potion aromatique.*

Sirop d'œillet . . . . 32 grammes.
Alcoolat de canelle . . . . 16 —
Confection d'hyacinthe . . . . 8 —
Eau de menthe poivrée . . . . 64 —
Eau de fleur d'oranger . . . . 64 —

à prendre par cuillerées toutes les heures.

Nº 113. — *Injections, fomentations, etc.*

Sauge, romarin, de chaque . . . . 16 grammes.
Eau ou vin . . . . 500 —

faites par infusé ou macéré.

Ce liquide peut être employé en *fomentations* sur les ulcérations atoniques, pour favoriser la résolution des infiltrations sanguines ou séreuses indolentes; en *injection*, dans les écoulements atoniques des muqueuses ; en *collyre*, dans les infiltrations, les engorgements chroniques des bords des paupières; en *gargarisme*, dans les ulcérations, les affections atoniques de la bouche ; on ajoute alors par livre, 30 à 60 grammes de sirop de mûres ou de miel rosat ; en *lavements*, dans la paresse, les engourdissements, la torpeur du canal intestinal.

Nº 114. — *Bain aromatique.*

Sauge, lavande, romarin, thym . . de chaque . . 4 poignées.
Eau . . . . 3 litres.

faites par infusé ; passez et versez dans le liquide du bain.

Ce bain convient chez les enfants atoniques, faibles, rachitiques.

FORMULES A BASE DE CUBÈBE.

Le cubèbe a une action spéciale sur l'appareil génito-urinaire ce qui le rend précieux dans le traitement des leucorrhées, et surtout des blennorrhagies: même à l'état aigu. On le prescrit en poudre, à la dose de 15 grammes par jour, divisés en 3 prises, qu'on délaie dans l'eau sucrée, mais la formule suivante est préférable.

Nº 115. — *Electuaire de cubèbe.*

Cubèbe en poudre . . . . 15 grammes.
Sirop de sucre . . . . quantité suffisante.

à prendre en trois fois dans la journée, dans du pain azime, dans la période aiguë des blennorrhagies.

Nº 116. — *Electuaire antiblennorrhagique.*

Copahu . . . . 50 grammes.
Poudre de cubèbe . . . . 100 —
Essence de menthe . . . . 2 —

on en prendra chaque jour 10 grammes en trois prises dans du pain azime. C'est une bonne préparation contre les blennorrhagies, et son administration est facile.

Nº 117. — *Lavement de cubèbe,* (VELPEAU.)

Cubèbe en poudre . . . . 25 grammes.
délayé dans
Décoction de graine de lin . . . . 300 —

Nº 118. — *Essence de cubèbe.*

Se prescrit quelquefois en capsules à la dose de 4 grammes.

DES EXCITANTS BALSAMIQUES.

Ils composent le baume de tolu, le baume du Pérou, le storax, le styrax, le benjoin; on les prescrit surtout dans les bronchites chroniques, les bronchorrhées, les phthisies commençantes.

N° 119. — *Looch balsamique.*

Baume noir du Pérou	1 goutte.
mêlez avec	
Huile d'amandes douces	15 grammes.
mêlez dans un mortier avec	
Gomme arabique en poudre	10 —
ajoutez peu à peu	
Sirop de sucre	30 —
Émulsion	200 —

mêlez : à prendre par cuillerées dans les bronchites opiniâtres.

N° 120. — *Potion benzoïque.*

Phosphate de soude	2 grammes.
Acide benzoïque	1 —
Potion gommeuse	125 —

à prendre par cuillerées dans les catarrhes chroniques dans les cas de gravelle urique.

DES EXCITANTS OLÉORÉSINEUX.

N° 121. — DU BAUME DE COPAHU.

Son usage dominant est pour combattre la blennorrhagie, on le prescrit quelquefois contre les leucorrhées rebelles, les bronchorrhées et certaines diarrhées atoniques. A *l'intérieur*, on prescrit le baume de copahu de 10 à 20 grammes par jour contre la blennorrhagie, à la dose de 5 à 10 grammes contre la leucorrhée, et à la dose de 1 à 2 grammes contre les bronchorrhées.

N° 122. — *Potion de Choppart.*

Baume de copahu, — alcool rectifié, — sirop de tolu, — eau de menthe,— eau de fleur d'oranger, — alcool nitrique, 60 grammes de chaque ; à prendre 3 ou 6 cuillerées par jour en trois fois dans la blennorrhagie.

N° 123. — *Émulsion de copahu.*

Baume de copahu, — eau de fleurs d'oranger, — eau de laitue, — sirop de pavot blanc, 30 grammes de chaque ; gomme arabique, 10 grammes. à prendre 3 à 6 cuillerées par jour en 3 fois.

N° 124. — *Copahu solidifié.*

Baume de Copahu	500 grammes.
Magnésie calcinée	50 —

dose 10 à 20 grammes par jour.

N° 125. — *Lavement au copahu* (RICORD.)

Copahu	25 grammes.
Jaune d'œuf	N° 1.
Extrait gommeux d'opium	5 centigrammes.
Eau	200 grammes.

donné dans le cas où le copahu ne peut être administré par la bouche.

N° 126. — *Lavement au copahu* (VELPEAU.)

Copahu	15 grammes
Jaune d'œuf	N° 1.
Décoction de guimauve	300 grammes.
Laudanum de sydenham	1 —

on augmente successivement la dose de copahu.

DE LA TÉRÉBENTHINE.

Stimulant énergique, utile pour combattre la sciatique et d'autres névralgies, pour chasser les vers et surtout le tœnia.

VU.

Nº 127. — *Émulsion térébenthinée.*

Térébenthine des Vosges · · · · · · · · · · · · · · · 50 grammes.
Jaune d'œuf · Nº 1.
Eau de menthe · 400 grammes.

à prendre 3 cuillerées le matin et 3 le soir, dans un verre d'eau sucrée. Contre les maladies des reins et de la vessie.

Nº 128. — *Eau térébenthinée.*

Térébenthine de Venise · · · · · · · · · · · · · · · · 1 kilog.
Eau bouillante · 6 kilos.

jetez l'eau sur la térébenthine, agitez, laissez refroidir, filtrez. Employez-la dans les maladies des voies urinaires, un ou deux verres par jour, et dans la bronchite chronique, et à l'extérieur, comme agent hémostatique.

Nº 129. — *Potion contre la sciatique.*

Essence de térébenthine · · · · · · · · · · · · · · · 10 grammes.
Poudre de gomme arabique · · · · · · · · · · · · · · 10 —
Eau de menthe · 120 —
Sucre blanc · 15 —
Sirop de menthe poivrée · · · · · · · · · · · · · · · · 30 —

deux cuillerées à soupe, trois fois par jour. On pratique en même temps plusieurs fois par jour, *des frictions* sur les parties endolories, au moyen d'un liniment composé de :

Essence de térébenthine · · · · · · · · · · · · · · · 1 partie.
Liniment volatil camphré · · · · · · · · · · · · · · · 2 parties.

Nº 130. — *Pilules térébenthinées*

Térébenthine de Bordeaux · · · · · · · · · · · · · · 10 grammes.
Magnésie calcinée · · · · · · · · · · · · · · · · · · · quantité suffisante.

faire des pilules de 3 décigrammes et en prendre 3 à 6 par jour.

DU GOUDRON.

On a employé l'eau de goudron à l'intérieur dans la première période de la phthisie, dans les bronchites chroniques, dans les affections chlorotiques ou scorbutiques. Le goudron est prescrit à l'extérieur pour combattre la gale et plusieurs affections de la peau.

Nº 131. — *Eau de Goudron.*

Goudron · 1 kilog.
Eau · 10 —

mettez le tout dans un vase, agitez le mélange de temps en temps avec une spatule de bois. Après dix jours de macération, décantez et filtrez; — à prendre par tasses édulcoré avec du sirop de gomme ou de tolu; on peut faire un sirop de goudron avec l'eau de goudron.

MÉDICATION PERTURBATRICE *pages 6 & 51.*

EXCITANTS DE L'AXE CÉRÉBRO-SPINAL — FORMULES AVEC LE PHOSPHORE.

Nº 132. — *Huile Phosphorée,* (LESCOT.)

Phosphore divisé · · · · · · · · · · · · · · · · · · · 30 grammes.
faites macérer pendant 15 jours dans
Huile d'amandes douces · · · · · · · · · · · · · · · 500 —

décantez : ajoutez essence de bergamotte quantité suffisante pour aromatiser. 20 à 30 gouttes dans un liquide émollient que l'on prend par cuillerées, préparation renommée dans l'anaphrodisie.

Nº 133. — *Éther phosphoré.*

Phosphore · 1 décigramme.
Éther · 15 grammes.

Essence de menthe. . . . .   24 gouttes.
faites dissoudre dans l'éther : 2 gouttes sur du sucre, toutes les deux heures,
on augmente successivement la dose.

N° 134. — *Pommade phosphorée* (CRUVEILHER.)

Phosphore . . . .   50 centigrammes.
Camphre . . . .   5 grammes.
Axonge   80   —
contre la paralysie apoplectique à la dose de 2 à 4 grammes, en friction
chaque jour.

FORMULES AVEC LA NOIX VOMIQUE ET LA STRYCHNINE.

N° 135. — *Pilules d'extrait alcoolique de noix vomique.*

Extrait alcoolique de noix vomique. . . . .   3 grammes.
Poudre de Guimauve . . . .   quant. suffisante.
faire 100 pilules, 1 à 2 par jour. On élève successivement la dose jusqu'à 9
par jour et plus. M. FOUQUIER les administrait contre la paralysie.

N° 136. — *Autre contre les incontinences d'urine.*

Extrait alcoolique de noix vomique. . . . .   5 décigrammes.
Éthiops martial. . . . .   5 grammes.
mêlez et faites 30 pilules; une par jour. On élève successivement la dose.

N° 137. — *Friction stimulante* (MAGENDIE).

Teinture alcoolique de noix vomique . . . .   40 grammes.
Ammoniaque.   10   —
mêlez. Pour frictions dans les cas de paralysie partielle. On frictionne souvent les membres paralysés avec la *teinture alcoolique de noix vomique
pure sans alcali.*

N° 138. — *Sirop de sulfate de strychnine.*

Sulfate de strychnine. . . . .   5 centigrammes.
Sirop de sucre. . . . .   100 grammes.
faire dissoudre le sulfate de strychnine dans très-peu d'eau, mêler la solution
au sirop de sucre par une longue agitation.
   Employé par M. TROUSSEAU contre la chorée. Il donne d'abord 10 grammes de sirop, soit 5 milligrammes du sulfate de strychnine en 4 ou 6 fois
dans les 24 heures; tous les jours il augmente de 5 grammes jusqu'au moment où il se manifeste des démengeaisons à la tête et de légères raideurs
musculaires. On augmente ou l'on diminue la dose du sirop en raison de
l'effet produit.

N° 139. — *Collyre d'*HENDERSON.

Strychnine. . . . .   1 décigramme.
Acide acétique étendu. . . . .   4 grammes.
Eau distillée   32   —
contre l'amaurose torpide.

N° 140. — *Pommade de strychnine.*

Strychnine . . . .   1 gramme.
Axonge.   30   —
employée par SANDRAS en frictions sur les membres paralysés.

N° 141. — *Potion du D* ABEILLE.

Sulfate de strychnine. . . . .   2 centigrammes.
Eau gommeuse . . . .   60 grammes.
   Cette dose est donnée dans les cas très-graves ou algides, par quart de la
potion par heure, soit toute la potion en quatre heures. On peut porter le
sulfate de strychnine à 3 centigrammes.

FORMULES AVEC LE SEIGLE ERGOTÉ.

Nº 142. — *Poudre de seigle ergoté.*

Comme obstétrique. La meilleure préparation du seigle ergoté est la **poudre récente** à la dose de 6 décigrammes à 2 grammes délayée dans de l'eau sucrée ou du vin blanc.

Nº 143. — *Lavement obstétrical.*

Seigle ergoté. . . . . 10 grammes.
Faites infuser pendant dix minutes dans eau . . . . 300 —
Passez ensuite.

Nº 144. — *Ergotine* BONJEAN.

Eau. . . . . 100 grammes.
Ergotine. . . . . 10 —
Faites dissoudre, filtrez. Pour arrêter les hémorrhagies, on imbibe des tampons de cette solution.

145. — *Potion d'ergotine.*

Ergotine. . . . . 1 gramme
Eau ordinaire . . . . 100 —
Sirop de fleur d'oranger. . . . . 30 —
Faites une potion à prendre par cuillerée à bouche dans la journée, pour une hémorragie, et de quart-d'heure en quart-d'heure dans un cas d'inertie de la matrice, jusqu'à ce que les douleurs expulsives aient amené l'accouchement. La potion devra contenir de 5 à 10 grammes d'ergotine, et être administrée par cuillerée, à de courts intervalles.

DES ANTISPASMODIQUES. — FORMULES D'ANTISPASMODIQUES EMMÉNAGOGUES.

Nº 146. — *Tisane emménagogue.*

Safran. . . . . 1 pincée ou 1 gramme.
Eau bouillante. . . . . 1 tasse ou 250 —
on sucre à volonté. A prendre par petites tasses.

Nº 147. — *Pilules emménagogues.*

Oxide de fer noir. . . . . 5 décigrammes.
Safran en poudre. . . . . 1 gramme.
Cannelle . . . . 1 —
Sirop d'armoise . . . . quantité suffisante.
faire 8 pilules, 2 à 4 par jour.

148 — *Potion emménagogue.*

Eau distilée d'armoise. . . . . 120 grammes.
Eau de fleur d'oranger . . . . 15 —
Huile essentielle de rhüe, ... 6 gouttes.
— — de sabine . . . . 6 —
Sirop de safran . . . . 30 grammes.
faites selon l'art. A prendre en trois fois dans la journée.

ANTISPASMODIQUES PROPREMENT DITS, *pages* 7 et 31.

149. — *Tisane antispasmodique.*

Fleurs de tilleul . . . . 1 pincée.
Eau . . . . 500 grammes.
Sirop de fleurs d'oranger . . . . 52 —
faites par infusé.
Cette tisane est d'un usage habituel dans les affections nerveuses légères, désignées sous les noms de spasmes, de vapeurs, de maux de nerfs. On

pourrait remplacer le tilleul par l'armoise ou par les feuilles d'oranger, s'il était nécessaire de tonifier un peu les organes; par 8 à 16 grammes de valériane, dans les affections nerveuses plus graves d'hystérie, les affections hystériformes et autres névroses de l'utérus.

N° 150. — *Potion antispasmodique.*

Éther sulfurique . . . . 2 grammes.
Sirop de fleurs d'oranger. . . . . 32 —
Eau distillée de tilleul . . . . 125 —

Cette potion convient pour combattre le hoquet, les toux convulsives menaçantes, suffocantes, les coliques hystériques, les syncopes, les lypothymies nerveuses, contre la stupeur et le délire des fièvres graves, etc. Dans ce dernier cas, on pourrait remplacer l'éther par la teinture de musc.

DE L'ÉTHER SULFURIQUE.

L'éther est un stimulant diffusible et antispasmodique, dont l'action est prompte, immédiate, et de peu de durée.

Porté dans l'estomac à la dose de 10 gouttes à 2 grammes, il produit une impression mixte de chaleur et de réfrigération rapides, instantanées, dues à son extrême volatilité et à son impression locale.

La vapeur d'éther, inspirée par la bouche ou par les fosses nasales, seule ou chargée de principes aromatiques, balsamiques, etc., selon l'indication, convient dans les palpitations nerveuses, les toux convulsives, quelques accès dyspnéiques, asthmatiques, les oppressions, les étouffements nerveux, les spasmes de l'œsophage, le hoquet convulsif. Les syncopes, les défaillances nerveuses, survenues à la suite des impressions morales, ont été amendées ou dissipées par la vapeur d'éther.

Quelques crampes d'estomac, des vomissements nerveux, des coliques, des flatulences intestinales, ainsi que des aménorrhées spasmodiques, et la plupart des symptômes hystériformes ont cédé à l'usage de l'éther.

N° 151. — *Perles d'éther du Dr CLARTAN.*

Jusqu'à ce jour, le seul moyen d'administrer l'éther consistait à en mettre quelques gouttes sur un morceau de sucre ou dans un peu d'eau sucrée, ou à la dose de 12 gouttes à 4 grammes dans une potion; on l'administrait aussi sous forme de sirop d'éther, à la dose de 30 grammes de sirop dans une potion, soit 2 grammes d'éther; mais ces moyens dont on se contentait, faute de mieux, ne fournissaient pas au médecin toute la puissance du médicament, pour que l'éther, en effet, produise une réaction souvent nécessaire, il faut que son action soit brusque, et non que l'éther en se disséminant un peu partout perde ainsi une partie de son énergie. C'est ce qu'a, bien compris, le Dr CLARTAN, et ce qu'il a vaincu fort heureusement, par l'introduction d'un éther parfaitement rectifié dans une enveloppe cellulaire qui ne permet pas à ce liquide de s'échapper au dehors.

Introduit sous cette forme dans l'estomac, l'éther constitue alors un médicament vraiment héroïque, qui dissipe très-promptement les migraines, les crampes d'estomac, les palpitations, les coliques hépathiques, la pneumatose ou formation de gaz intestinaux, les vomissements nerveux, les étouffements causés par les points douloureux provenant d'une digestion difficile ou de rhumatisme vague, enfin toutes les douleurs qui proviennent d'une surexcitation nerveuse.

Manière de prendre l'éther en perles. — On met dans la bouche une ou plusieurs perles d'éther, et l'on boit tout aussitôt deux ou trois cuillerées d'eau pour les entraîner dans l'estomac.

Chaque perle contient 4 à 5 gouttes d'éther. Pour le cas où le médecin n'aurait pas déterminé le nombre de perles à avaler, on saura que la dose ordinaire est de 1 à 5.

N° 152. — *Pilules antispasmodiques.*

Oxide de zinc. . . . . 1 gramme.

```
Assa fœtida. . . . . . . . . . . . . . . . . . . . .   2  grammes.
Miel . . . . . . . . . . . . . . . . . . . . . . . .   quantité suffis.
```
à prendre 1 matin et soir dans les gastralgies, les crampes d'estomac, les
névroses abdominales, hystériformes. L'oxide de zinc pourrait être remplacé
par le sous-nitrate de bismuth, et l'assa fœtida par l'extrait de valériane, le
castoréum.

N° 153. — *Lavement antispasmodique.*

```
Camphre. . . . . . . . . . . . . . . . . . . . . . .   1 gramme.
Assa fœtida . . . . . . . . . . . . . . . . . . . . .   2    —
Jaune d'œuf . . . . . . . . . . . . . . . . . . . . .   n° 1.
Eau . . . . . . . . . . . . . . . . . . . . . . . . .  125 grammes.
```
Ce lavement convient dans l'éclampsie, les névroses abdominales, utérines,
avec gonflement du bas-ventre, dans les coliques hystériques, etc.

N° 154. — *Pilules de Valériane.*

```
Extrait de valériane . . . . . . . . . . . . . . . .   5 grammes.
Castoréum . . . . . . . . . . . . . . . . . . . . . .   2    —
Camphre. . . . . . . . . . . . . . . . . . . . . . .   1    —
Thrîdace . . . . . . . . . . . . . . . . . . . . . .   2    —
```
faites selon l'art. 36 pilules, 1 à 6 par jour.

N° 155. — *Pilules d'assa fœtida composées.*

Assa fœtida, — valériane en poudre, — iodure de fer, de chaque 5
grammes.

Faites selon l'art 100 pilules. A prendre 5 à 6 par jour, dans la chlorose
compliquée d'accidents hystériques.

N° 156. — *Potion au castoréum.*

```
Teinture de castoréum. . . . . . . . . . . . . . .     5 grammes.
Infusion de mélisse . . . . . . . . . . . . . . . .  150    —
Sirop de stœchas . . . . . . . . . . . . . . . . .   40    —
```

N° 157. — *Charbon du Dr BELLOC.*

Ce qu'on ignorait jusqu'à ce jour avant les expériences très-concluantes du
Dr BELLOC, expériences qui, toutes ont été confirmées par une commission de
l'Académie de médecine, c'est que le charbon végétal, tel que le fait préparer,
sous ses yeux, le Dr BELLOC, avec des jeunes arbres de la famille des *amenta-
cées* dans un état de croissance dont il est important de tenir compte, jouit
d'une très-grande efficacité dans le traitement des gastralgies et gastro-enté-
ralgies (maladie nerveuse de l'estomac et des intestins). Nous choisirons
parmi les observations que le rapporteur de l'Académie a consignées dans
son rapport, deux seulement qui concernent des sujets d'âge différent.

Observation de M. HUSSON. — Une jeune fille de douze à treize ans, ha-
bitant une ferme très-salubre, a eu plusieurs attaques de gastralgie qui ont
résisté à différents traitements, calmants, amers, narcotiques, sous-nitrate de
bismuth, vésicatoires sur l'épigastre, etc. Elle a été mise enfin à l'usage du
charbon préparé par M. BELLOC; le médecin qui l'a soignée fait savoir que
cette jeune fille était parfaitement guérie.

Observation de M. PATISSIER. — Madame P..., âgée de cinquante-deux
ans, se trouvant éloignée de sa famille au moment de la sanglante insurrec-
tion du mois de juin 1848, éprouva de vives inquiétudes, perdit l'appétit,
se plaignait, après le plus léger repas, de pesanteur, d'oppression vers la ré-
gion épigastrique; quoiqu'il n'y eût point de fièvre, et que le sommeil fût
assez bon, l'amaigrissement du corps fut rapide. La poudre de charbon de
M. BELLOC fut administrée à la dose de trois ou quatre cuillerées à bouche
par jour, avant ou après chaque repas. Le quatrième jour, la malade ne res-
sentait plus d'oppression, de pesanteur à l'estomac; elle digérait parfaitement des viandes rôties; l'appétit était vif, l'embonpoint revint graduellement, la gaieté succéda à la tristesse; elle continua encore l'usage du charbon pendant quelques jours; sa confiance en ce médicament est si grande
que, chaque fois qu'elle ressent un peu de gêne dans la digestion, elle s'em-

presse de prendre une cuillerée de charbon, ce qui lui réussit constamment »

Nous pourrions rapporter un plus grand nombre d'observations, mais celles qui précèdent suffisent pour prouver que le charbon, tel que M. BELLOC le prépare, produit une sensation agréable dans l'estomac, augmente l'appétit accélère la digestion et fait disparaître la constipation.

Que, dans les affections nerveuses de l'estomac, des intestins, dans ces indispositions si communes qui ne condamnent pas le malade à garder le lit, mais qui cependant font beaucoup souffrir, telles que les pesanteurs d'estomac après le repas, les migraines résultant de mauvaises digestions, les douleurs de l'estomac, etc.; dans tous ces cas, le charbon du Dʳ BELLOC est le meilleur moyen de faire cesser les douleurs, de rétablir la digestion, de faire renaître l'appétit, de faire supporter les aliments.

Qu'outre ces avantages, il est reconnu que le charbon du Dʳ BELLOC met toujours l'estomac dans des conditions favorables à l'emploi d'une médication dont le concours serait encore jugé nécessaire par le médecin qu'il est toujours utile de consulter.

Nᵒ 158. — *Du sous-nitrate de bismuth.*

Le sous-nitrate de bismuth est utile dans les névroses de l'estomac, telles que les gastralgies, les gastrodynies, les crampes d'estomac, le serrement diaphragmatique, les vomissements chroniques nerveux, le pyrosis. M. LOMBART, de Genève, le considère comme l'agent le plus efficace de ces affections; il le croit utile dans les névroses abdominales, les toux convulsives, et en particulier dans la coqueluche ainsi que dans les palpitations nerveuses. Le Dʳ LÉO, à Varsovie, prescrivait le sous-nitrate de bismuth, dans le choléra, pour arrêter les vomissements, calmer les angoisses épigastralgiques. On le recommande aussi dans les convulsions, les palpitations nerveuses, etc. On le donne à la dose de 10 à 30 centigrammes, en pilules, en poudre, mêlé à des poudres inertes, à des opiacés, à des absorbants, etc., dose qu'on peut répéter trois ou quatre fois par jour.

MÉDICAMENTS NARCOTIQUES OU STUPÉFIANTS. — DES OPIACÉS.

Nᵒ 159. — *Extrait d'opium au vin.*

Opium choisi 500 grammes, vin blanc 2,000 grammes. Coupez l'opium par tranches et faites le macérer dans le vin blanc pendant 24 heures; en ayant soin de remuer de temps en temps : passez avec expression : divisez le marc dans un nouveau kilogramme de vin blanc, et, après quelques heures, mettez de nouveau à la presse et passez les liqueurs vineuses à la chausse; et faites-les évaporer au bain-marie jusqu'à consistance d'extrait. Cet extrait est peu usité.

Nᵒ 160. — *Extrait d'opium à l'eau.*

Opium choisi 500 grammes. Coupez par tranche et versez dessus 3 kilogrammes d'eau distillée froide : au bout de douze heures, malaxez l'opium avec les mains, et après douze nouvelles heures de macération, passez sur une toile et exprimez. Soumettez le marc à une nouvelle macération dans six parties d'eau froide, et passez encore avec expression : décantez les liqueurs et évaporez-les au bain-marie jusqu'à consistance d'extrait; versez sur cet extrait 4 litres d'eau froide ou environ seize fois son poids; agitez de temps en temps pour faciliter la dissolution; passez les liqueurs et faites-les évaporer jusqu'à consistance pilulaire.

Cet extrait se prescrit en pilules à la dose de 1, 3, 5, 10 centigrammes, qu'on administre le soir.

Nᵒ 161. — *Vin d'opium composé, ou laudanum de sydenham.*

Opium choisi et coupé en morceaux 64 grammes, safran incisé 32 grammes, cannelle, 4 grammes, girofle 4 grammes, vin de Malaga 500 grammes. On coupe l'opium par tranches; on incise le safran; on concasse la cannelle et le girofle, et l'on fait macérer le tout pendant quinze jours. On passe avec expression et l'on filtre le liquide à la chausse ou au papier.

1 gramme de laudanum de sydenham représente 10 centigrammes d'opium brut ou 5 centigrammes d'extrait d'opium.

N° 162 — *Vin d'opium par fermentation* ou DE ROUSSEAU.

Opium brut, 125 grammes; — miel blanc, 375 grammes ; — eau chaude, 1875 grammes ; — levure de bière fraîche, 8 grammes; faites selon l'art. Cette préparation est connue sous le nom d'*opium* ou de *gouttes*, ou de *laudanum* de ROUSSEAU, très-employée en potion à la dose de 6 à 10 gouttes. Un gramme représente environ un décigramme d'extrait gommeux d'opium.

N° 163 — *Sirop d'extrait d'opium.*

Extrait d'opium, 9 décigrammes; — eau, 16 grammes; — sirop de sucre, 500 grammes ; faites selon l'art, chaque once de sirop contient 1 grain d'extrait d'opium. En ajoutant à 30 grammes de sirop d'opium 2 gouttes d'esprit volatil de succin, on obtient la préparation connue sous le nom de sirop de karabé.

Très-employé dans les potions à la dose de 20 à 30 grammes.

N° 164. — *Sirop de pavot blanc* (SIROP DIACODE.)

Extrait alcoolique de pavot, 16 grammes; — Eau sucrée, 125 grammes; sirop simple, 1500 grammes. Faites dissoudre l'extrait dans l'eau ; filtrez la dissolution, ajoutez-la au sirop bouillant ; et faites cuire en consistance de sirop. 30 grammes de sirop de pavot contiennent 3 décigrammes d'extrait alcoolique de pavot équivalant à peine à 3 centigrammes d'extrait d'opium. Très employé dans les potions calmantes à la dose de 15 à 30 grammes. Cette recette a été établie par les auteurs du Codex sur les expériences cliniques de M. ANDRAL.

N° 165. — *Potion calmante.*

Sirop d'opium . . . . 8 grammes
Sirop de fleur d'oranger . . . . 24 —
Eau distillée de laitue . . . . 1 —

c'est la potion calmante du Codex, à prendre par cuillerée toutes les heures.

N° 166. — *Autre.*

Sirop d'opium . . . . 30 grammes.
Thridace . . . . 3 décigrammes.
Eau de laitue . . . . 100 grammes.

à prendre par cuillerée.

N° 167. — *Looch calmant.*

Looch blanc . . . . 105 grammes.
Sirop diacode . . . . 30 —

à prendre par cuillerée.

N° 168. — *Julep gommeux calmant.*

Julep gommeux . . . . 150 grammes.
Sirop diacode . . . . 30 —

à prendre par cuillerée.

N° 169. — *Autre.*

Fleur de tilleul pour 125 grammes d'eau . . . . 4 grammes.
Sirop d'opium . . . . 15 —
Sirop de sucre . . . . 10 —

N° 170. — *Pilules calmantes toniques.*

Extrait d'opium . . . . 15 centigrammes.
Cannelle . . . . 3 décigrammes.
Sirop . . . . quantité suffisante.

mêlez et faites 6 pilules: 1 à 3 par jour.

N° 171. — *Pilules anticéphaliques* (BROUSSAIS).

Extrait d'opium . . . . 15 centigrammes.
— de laitue . . . . 50 —

Extrait de jusquiame   25   centigrammes.
 —   de belladone   25   —
Beurre de cacao . . . .   5 grammes.
Faites selon l'art trente pilules bien égales. Une tous les matins et tous les soirs, dans les céphalies invétérées.

Nº 173. — *Pilules opiacées camphrées de* RICORD.

Camphre. . . . .   3 grammes.
Extrait d'opium . . . .   4 décigrammes.
Mucilage . . . .   quantité suffis.
pour 16 pilules.
Ces pilules sont administrées au nombre de deux ou trois tous les soirs, pour combattre les érections et les irritations du col de la vessie.

Nº 174. — *Gargarisme calmant.*

Têtes de pavot concassées . . . .   nº 2.
Graine de lin . . . .   5 grammes.
Faites bouillir dans eau   100   —
Passez et ajoutez :
Sirop de miel   20   —
employé contre les ulcérations vénériennes très-douloureuses.

Nº 175. — *Colluloire calmant*

Extrait d'opium . . . .   2 décigrammes.
Eau . . . .   120 grammes.
Miel blanc   20   —
pour se gargariser dans les inflammations douloureuses de la bouche, de la langue ou de la gorge.

Nº 176. — *Collyre anodin.*

Teinture de safran . . . .   2 grammes.
Eau de roses   100   —
Laudanum sydenham . . . .   1 gramme.

Nº 177. — *Collyre opiacé.*

Eau de roses . . . .   125 grammes.
Extrait d'opium . . . .   2 décigrammes.
faites dissoudre : c'est le collyre opiacé du Codex. Il convient dans les ophtalmies douloureuses.

Nº 178. — *Lavement de pavot.*

Têtes de pavot . . . .   20 grammes.
Eau bouillante   500   —
laissez infuser pendant deux heures et passez. On délaie dans ce lavement 16 grammes d'amidon en poudre. Ce lavement est très-employé dans les hôpitaux pour calmer la diarrhée.

Nº 179. — *Lavement laudanisé.*

Laudanum de sydenham . . . .   6 décigram. 3.
Décoction de guimauve . . . .   250 grammes.
on y ajoute :
Amidon   16   —
a le même usage que le précédent.

Nº 180. — *Injection opiacée* (RICORD).

Eau ordinaire . . . .   250 grammes.
Opium brut   30   —
pour faire des injections dans les cas de phymosis, quand l'inflammation est très-considérable, et qu'on soupçonne l'existence de chancres à tendance phagédénique.

Nº 181. — *Fomentation de vin aromatique avec l'opium* (RICORD).

Vin aromatique . . . .   250 grammes.
Extrait d'opium   2   —

Cette préparation est employée pour le pansement des chancres et des ulcères.

N° 182. — *Solution opiacée.*

Extrait gommeux d'opium. . . . .   5 grammes.
Eau distillée.   50   —

employée à l'hôpital des vénériens pour laver les ulcères, les chancres syphilitiques douloureux.

N° 183. — *Formules avec les sels de l'opium.*

Morphine. . . . .   1 décigramme.
Poudre de réglisse . . . .   1 gramme.
Sirop de gomme . . . .   quantité suffisante.

pour faire 10 pilules, à prendre 1 ou 2 chaque soir.

N° 184. — *Pilulés de sulfate de morphine.*

Sulfate de morphine. . . . .   1 gramme.
Conserves de roses.   4   —
Poudre de guimauve . . . .   quantité suffisante.

Pour faire 36 pilules, — à prendre 1 chaque soir.

N° 185. — *Pilules d'acétate de morphine.*

Acétate de morphine . . . .   5 centigrammes.
Poudre de guimauve. . . . .   1 gramme.
Sirop de gomme . . . .   quantité suffisante.

mêlez et faites 8 pilules. Prendre 1 ou 2 toutes les six heures.

N° 186. — *Pilules d'hydrochlorate de morphine.*

Chlorhydrate de morphine . . . .   5 centigrammes.
Poudre de guimauve. . . . .   1 gramme.
Sirop de gomme. . . . .   quantité suffisante.

mêlez et faites 8 pilules. Prendre 1 ou 2 toutes les 6 heures.

N° 187. — *Pommade de morphine* (SANDRAS).

Chlorhydrate de morphine. . . . .   1 décigramme.
Axonge balsamique. . . . .   6 grammes.

mêlez et appliquez en onctions sur la partie douloureuse. Ce moyen est utile dans presque toutes les névralgies.

Les sels de morphine sont très-souvent employés par la méthode endermique : on saupoudre alors un vésicatoire avec 1, 2, 3, 4 et même 5 centigrammes et plus d'hydrochlorate de morphine ou de sulfate de morphine.

N° 188. — *Potion de codéine.*

Sirop de codéine. . . . .   30 grammes.
Infusion béchique.   100   —

mêlez. A prendre par cuillerée toutes les heures.

La codéine a été employée dans la coqueluche, la gastralgie; elle a des propriétés hypnotiques analogues à celles de la morphine mais beaucoup plus faibles.

LACTUCARIUM, THRIDACE, LAITUE.

Sous le nom de lactucarium on désigne le suc épaissi qui s'écoule naturellement d'incisions pratiquées à la tige de la laitue cultivée. Quand on se contente d'exprimer ces tiges et qu'on en évapore le suc, l'extrait obtenu est classé sous le nom de thridace. Enfin, l'eau que l'on distille sur la laitue est désignée sous le nom d'eau de laitue; et bien qu'elle n'ait à peu près aucune vertu, elle n'en est pas moins le véhicule de plusieurs potions calmantes.

La thridace a complètement perdu son prestige hypnotique, c'est le lactucarium qui, aujourd'hui, lui succède dans les faveurs académiques! — c'est, du reste, avec raison, car M. AUBERGIER a prouvé, avec beaucoup d'esprit, dans un travail consciencieusement fait, que le lactucarium devait avoir sa place en thérapeutique et occuper même quelquefois celle de l'opium.

Nº 189. — *Du lactucarium.*

Le lactucarium s'obtient en faisant des incisions transversales aux tiges de laitue gigantesque, à l'époque de la floraison; on recueille le suc laiteux qui s'en écoule dans un verre. Retirez du verre, lorsqu'il est plein, le suc coagulé. Divisez-le en rondelles peu épaisses que vous ferez ensuite sécher sur des claies. C'est le lactucarium.

Nº 190. — *Extrait alcoolique de lactucarium.*

Pulvérisez grossièrement le lactucarium, faites macérer pendant quelques jours avec quatre fois son poids d'alcool à 56 degrés centésimaux; passez avec expression et filtrez. Versez sur le marc la même quantité d'alcool, et après une nouvelle macération, passez de nouveau avec expression et filtrez, réunissez les teintures alcooliques, distillez pour en retirer tout l'alcool; évaporez le résidu au bain-marie en consistance d'extrait, et achevez la dessiccation à l'étuve.

Nº 191. — *Sirop de lactucarium.*

Extrait alcoolique de lactucarium . . . .   3 grammes.
Sucre candi . . . .   1 kilogramme.
Eau distillée . . . . 500 grammes.
Eau de fleur d'oranger 20   —
faites selon l'art.

Ce sirop remplace le sirop de thridace et tous les extraits de laitue préparés jusqu'à ce jour.

SOLANÉES VIREUSES.

On connaît sous ce nom les genres datura, atropa et hyoscyamus. — Les espèces employées sont le datura stramonium, ou stramoine, l'atropa belladona ou la belladone et les hyoscyamus albus et niger, ou les jusquiames noire et blanche. L'action de ces trois différentes plantes est à peu près la même, elles ne diffèrent entre elles que par l'intensité.

Nº 192. — *Du datura stramonium.*

Toute la plante est usitée surtout les fruits, les graines et les feuilles. — On a isolé du datura stramonium un alcoloïde fort vénéneux la datùrine. Les formes les plus employées de la stramoine sont la poudre et surtout l'extrait, pour l'usage interne; les fumigations, la teinture alcoolique et la pommade pour les applications extérieures. On compose un vin avec 2 parties de semences de stramoine, 1 partie d'alcol rectifié, et 8 parties de vin de Malaga. Cette préparation moitié moins active que la teinture se donne par gouttes, Ainsi que nous l'avons dit, *page 9,* le datura reçoit les mêmes applications que la belladone et doit être donné à des doses moitié moins fortes.

Nº 193. — *De l'atropa belladona (belladone.)*

On retire de la belladone une substance très-active l'atropine. A la dose de 1 centigramme cet alcoloïde peut déterminer chez l'homme tous les graves accidents des solanées vireuses; on prépare avec l'atropine plusieurs formules qui ont l'avantage sur la belladone d'être d'un effet plus constant et aussi d'une activité plus grande. A l'intérieur l'atropine s'administre à la dose de 1 à 5 milligrammes. Par la méthode endermique 5 centigrammes divisés en 20 prises, une ou deux chaque jour sur la peau nouvellement dépouillée de son épiderme.

Nº 194. — *Goutte ou teinture d'atropine.*

Atropine . . . .   1 gramme.
Alcool à 85 degrés centésimaux 40   —
s'emploie à la dose de 1, 2, 3, et 5 gouttes suivant l'âge.

Nº 195. — *Sirop d'atropine.*

Atropine . . . .   1 décigramme.
faites dissoudre dans 10 grammes d'eau à l'aide d'une goutte d'acide hydrochlorique; ajoutez la solution à 1 kilog de sirop simple. 100 grammes de ce

sirop contiennent donc 4 centigramme d'atropine. On le prescrit à la dose de 20 à 50 grammes.

Nº 196. — *Prises d'atropine.*

Atropine . . . . 5 centigrammes.
Sucre blanc . . . . 10 grammes.
mêlez par une longue trituration et divisez en 100 paquets. Chacun d'eux contiendra 1/2 milligramme d'atropine. On en prescrit de 1 à 3 paquets par jour aux enfants de 5 ans dans les cas de coqueluche.

Nº 197. — *Pilules d'atropine.*

Atropine . . . . 10 centigrammes.
Miel en poudre . . . . quantité suffisante.
pour faire 100 pilules de 10 centigrammes. Chaque pilule contiendra un milligramme d'atropine. On en prescrira de 1 à 4 pilules chaque jour progressivement, dans les cas d'épilepsie, de chorée et autres névroses.

Nº 197. — *Collyre d'atropine pour dilater la pupille.*

Atropine . . . . 5 centigrammes
Eau distillée . . . . 20 grammes.
on dissout l'atropine dans une goutte d'acide hydrochlorique étendu primitivement d'eau. Quelques gouttes instillées dans l'œil suffisent pour dilater la pupille.

Nº 198. — *Pommade d'atropine.*

Atropine . . . . 25 centigrammes.
Axonge . . . . 5 grammes.
mêlez avec soin : on introduit matin et soir, gros comme une tête d'épingle de cette pommade entre les paupières, pour combattre les adhérences irido-cristalloïdiennes.

Nº 199. — *Pommade contre les névralgies faciales.*

Atropine . . . . 25 centigrammes.
Axonge . . . . 12 grammes.
Essence de roses . . . . 1 goutte.
faire des onctions sur la figure avec gros comme un pois de cette pommade.

Nº 200. — *Formules avec la belladone.*

(Voici les doses auxquelles s'administrent les préparations de belladone.)

La poudre de belladone en pilules à la dose de		1 décigramme.
Extrait aqueux	—	1 —
Extrait provenant du suc	—	5 centigrammes.
Teinture alcoolique en potion	—	5 décigrammes.
Sirop	—	16 grammes.

Nº 201. — *Sirop de belladone.*

Extrait de belladone . . . . 17 décigrammes.
Eau pure . . . . 16 grammes.
Sirop simple . . . . 500 —
chaque 32 grammes ou once de sirop contient 1 décigramme d'extrait.

Nº 202. — *Poudre contre la coqueluche* (SANDRAS.)

Poudre de racine de belladone . . . . 5 centigrammes.
Sucre . . . . 25 —
mêlez. Une prise matin et soir chez les enfants au-dessous d'un an, 2 chez les enfants de deux à trois ans, 4 chez les enfants plus âgés, et 8 chez les adultes.

Nº 203. — *Autre.*

Poudre de racine de belladone . . . . 2 décigrammes.
— d'ipécacuanha . . . . 4 —
Sucre . . . . 10 grammes.
divisez en 16 paquets.
Un ou deux paquets par jour pour un enfant de trois ans.

Nº 204. — *Autre du Dr* BRACHET.

Extrait d'opium . . . . 50 centigrammes,
— de belladone . . . . 50 —
Sucre de lait. . . . . 1 gramme.
à diviser en 6 doses et à prendre 1 ou 2 dans les 24 heures dans quelques cuillerées de tisane.

D'après M. LEVRAT, c'est un puissant sédatif contre toute espèce de toux.

Nº 205. — *Potion sédative contre la coqueluche.*

Extrait du suc de belladone . . . . 5 centigrammes.
Eau de laitue . . . . 100 grammes.
Sirop de tolu . . . . 50 —
à prendre par cuillerée toutes les heures, dans le traitement de la coqueluche.

Nº 206. — *Collyre de belladone.*

Extrait du suc de belladone . . . . 10 grammes.
Eau, pour en faire une solution sirupeuse . . . . quantité suffisante.
On emploie ce mélange pour entourer l'œil avec un pinceau, dans le cas d'ophtalmie douloureuse ou de contraction spasmodique de la pupille.

207. — *Pommade de belladone.*

Extrait de belladone . . . . 5 grammes.
Axonge . . . . 40 —
Cette pommade est employée pour dilater le col de l'utérus dans le cas de contraction spasmodique de cet organe.

Nº 208. — *Pommade contre les névralgies.*

Extrait de belladone aqueux . . . . 10 grammes.
Axonge . . . . 10 —
frictionnez matin et soir, et surtout au moment des plus fortes douleurs, les parties affectées avec gros comme une petite noisette de cet onguent.

PRÉPARATIONS AVEC LA JUSQUIAME.

On emploie la jusquiame dans les mêmes cas que la belladone. Les préparations officinales sont les mêmes; seulement, vu son activité moins grande que par la belladone, les doses doivent être doublées.

Nº 209. — *Pilules de* MÉGLIN.

Extrait de jusquiame . . . . 2 grammes,
— de valériane . . . . 2 —
Oxide de zinc . . . . 2 —
faites selon l'art 36 pilules.

On emploie d'abord 1 pilule par jour, et on élève successivement la dose jusqu'à produire de légers vertiges.

PRÉPARATIONS AVEC LES FEUILLES DE TABAC.

Le tabac (nicotiana tabacum) est un médicament dangereux que l'on ne doit employer qu'avec la plus grande circonspection.

Il n'est guère employé qu'en lavements dans le cas d'asphyxie, de paralysie, de hernie étranglée. — Pour un lavement, on met 2 à 4 grammes de feuilles de tabac pour 500 grammes d'eau. On emploie aussi l'infusé de tabac en lotions ou fomentations dans la gale, contre la vermine, et quelques affections chroniques du système cutané. — La dose sera de 8 grammes pour 500 grammes d'eau.

Le tabac contient un alcaloïde, la nicotine qui est liquide; c'est un poison de la plus grande violence.

PRÉPARATIONS AVEC LA CIGUE.

La ciguë est vantée et employée par quelques praticiens dans les engorgements de nature douteuse, soit glandulaires, soit viscéraux, succédant à l'inflammation, ou à toute autre cause, et en particulier dans ceux de l'utérus. Appliquée en topique sur les seins, on la dit propre à dissiper les engorgements laiteux.

L'emplâtre de ciguë est fréquemment employé comme résolutif des engorgements scrofuleux.

Nº 210. — *Emplâtre de ciguë.*

(Voici la composition de l'extrait de ciguë, d'après le procédé de PLANCHE.)

Extrait alcoolique de ciguë . . . . 9 parties.
Résine élémi purifiée . . . . 2 —
Cire blanche . . . . 1 —

On fait liquéfier la résine et la cire à une douce chaleur, et l'on ajoute l'extrait qui s'incorpore facilement. Cet emplâtre est fort actif, car il contient les 3/4 de son poids d'extrait de ciguë.

Nº 211. — *Pilules de ciguë.*

Extrait de suc de ciguë . . . . 5 grammes.
Poudre de feuilles de ciguë . . . . quantité suffis.

faites des pilules de 1 décigramme. A prendre 1 à 4 par jour.

La ciguë contient un alcaloïde végétal, la conicine; elle est sous forme liquide et très-active.

PRÉPARATIONS AVEC L'ACONIT.

L'aconit a un caractère essentiel, c'est celui d'agir sur les fonctions de la peau; — elle augmente la transpiration cutanée, et aussi la sécrétion urinaire, comme les autres solanées vireuses, dont elle fait partie; elle agit aussi dans les engorgements ganglionnaires, l'amaurose, les convulsions, la paralysie, la syphilis.

L'aconit contient un alcaloïde l'aconitine, que le Dr JUSNBULL, de Londres, recommande dans l'iritis, l'amaurose récente, l'opacité de la cornée, la cataracte capsulaire.

Nº 212. — *Pilules d'aconit.*

Extrait alcoolique d'aconit . . . . 5 grammes.
— de gaïac . . . . 10 —

faites selon l'art 50 pilules. A prendre de 1 à 4 dans la goutte, les rhumatismes, les affections syphilitiques.

Nº 213. — *Autres d'après* BIETT.

Extrait alcoolique d'aconit . . . . 2 grammes.
Poudre de guimauve . . . . quantité suffisante.

divisez en 48 pilules 1 à 2 matin et soir dans les syphilides et douleurs ostéocopes.

PRÉPARATIONS AVEC LA DIGITALE.

La digitale est un des bons médicaments de la thérapeutique; elle contient un alcaloïde, la digitaline, qui a toutes ses propriétés actives, et il faut savoir gré à MM. HOMOLLE et QUEVENNE de ne pas avoir laissé les Allemands faire les premiers cette découverte.

La digitaline est appelée à remplacer la digitale dans toutes les formules, car la digitale n'est pas comme l'opium un produit complexe.

Le principal caractère de la digitale et de la digitaline, c'est son action spéciale sur l'organe centr. de la circulation, dont elle ralentit directement le battement.

Nº 214. — *Sirop de digitale.*

Extrait hydro-alcoolique de feuilles sèches de digitale 2 grammes.
Sirop de sucre . . . . 1125 —

faites selon l'art un sirop, dont chaque 30 grammes contiennent 5 centigrammes d'extrait équivalent à 2 décigrammes de poudre de digitale.

Nº 215. — *Poudre tempérante.*

Poudre de digitale . . . . 1 gramme.
Nitrate potasse . . . . 3 —

Sucre . . . . 20 grammes.

divisez en six paquets. Un chaque jour dans les affections du cœur.

N° 216. — *Pilules de scille et digitale.*

Poudre de scille . . . . 2 grammes.
— de digitale . . . . 2 —

faites selon l'art 40 pilules. En prendre 2 à 6 par jour, dans les hypertrophies du cœur.

N° 217. — *Lavement de digitale.*

Poudre de digitale . . . . . 25 centigrammes à 1 gramme.
Eau bouillante . . . . quantité suffisante.

laissez infuser pendant une demi-heure en agitant à 2 ou 3 reprises. Employé surtout comme diurétique.

N° 218. — *Granules de digitaline.*

Digitaline . . . . 50 grammes
Sucre blanc . . . . 2450 —

pour faire 500,000 granules, qui contiennent chaque 1 milligramme de digitaline. Ces granules se font à la manière des anis de Verdun. Dose 2 à 4 et 5 granules dans les 24 heures, rarement plus.

N° 219. — *Sirop de digitaline.*

Digitaline . . . . 10 centigrammes.
Sirop de sucre . . . . 2000 grammes.

faites une dissolution dans l'alcool de la digitaline, et ajoutez-la au sirop. — Ce sirop contient 1 milligramme de digitaline par cuillerée de 20 grammes.

PRÉPARATIONS CYANIQUES.

Nous avons indiqué, page 9, l'emploi en médecine de ces préparations très-dangereuses auxquelles on ne doit avoir recours qu'avec la plus grande circonspection. Il nous reste à donner quelques formules.

N° 220. — *Potion pectorale* de MAGENDIE.

Acide prussique médicinal . . . . 15 gouttes.
Infusion de lierre terrestre . . . . 100 grammes.
Sirop de guimauve . . . . 30 —

une cuillerée toutes les trois heures.

N° 221. — *Potion calmante.*

Eau de laitue . . . . 100 grammes.
Eau distillée de laurier-cerise . . . . 10 —
Sirop diacode . . . . 30 —

à prendre par cuillerée.

N° 222. — *Poudre antispasmodique.*

Cyanure de zinc . . . . 2 centigrammes.
Magnésie calcinée . . . . 2 décigrammes.
Cannelle . . . . 15 centigrammes.

mêlez. A prendre en une fois. On pourra successivement prendre de 3 à 4 prises par jour.

N° 223. — *Pilules antispasmodiques.*

Cyanure de zinc . . . . 1 gramme.
Castoréum en poudre . . . . 5 —
Sirop de gomme . . . . quantité suffisante.

faites selon l'art 40 pilules, A prendre 1 ou 2 chaque jour.

N° 224. — *Pommade de cyanure de potassium* (BIETT).

Huile d'amandes amères . . . . 8 grammes.
Cyanure de potassium . . . . 5 décigrammes.
Cérat de GALIEN . . . . 60 grammes.

dans le lichen et le prurigo, lorsque la peau est très-sèche et que les déman-
geaisons sont vives.

N° 225. — *Lotion cyanurée* (BIETT.)

Cyanure de potassium . . . .   5 décigrammes.
Emulsion d'amandes amères . . . .   20 grammes.
contre l'éruption chronique avec prurit.

N° 226. — *Pommade contre la migraine* (CAZENAVE.)

Chloroforme . . . .   12 grammes.
Cyanure de potassium   10   —
Axonge récente   60   —
Cire quantité suffisante pour obtenir la consistance d'une pommade.

N° 227. — *Cérat hydrocyanique* (BIETT.)

Acide hydrocyanique médicinal . . . .   1 gramme.
Cérat   60   —
pour les ulcérations syphilitiques.

FORMULES AVEC LE CYANURE DE MERCURE.

Nous placerons ici les formules avec le cyanure de mercure bien qu'elles
puissent être mises aussi avec les préparations de mercure.

Le cyanure de mercure paraît jouir des mêmes propriétés que le sublimé-
corrosif. CHAUSSIER le premier, l'a employé comme antisyphilitique ; il convient dans les syphilis anciennes, rebelles. M. BIETT l'emploie dans les dartres
squammeuses humides, à la dose de 1/10 à 1/2 grain en soluté dans l'eau distillée, ou en pilules, et à l'extérieur en pommade composée avec 20 centigrammes pour 30 grammes d'axonge. Le cyanure de mercure paraît moins
irritant que le sublimé corrosif, mais tout aussi actif, il doit être ordonné
avec grande circonspection.

N° 228. — *Pommade de cyanure de mercure* (BIETT.)

Cyanure de mercure . . . .   9 décigrammes.
Axonge . . . .   30 grammes.
Huile essentielle de citron . . . .   6 décigrammes.
en frictions légères (2 à 4 grammes) contre certaines dartres squammeuses
humides avec inflammation et prurit.

N° 229. — *Autre du même.*

Cyanure de mercure . . . .   2 décigrammes'
Axonge . . . .   30 grammes.
pour les ulcérations syphilitiques.

N° 230. — *Cérat opiacé au cyanure de mercure* de RICORD.

Cérat opiacé . . . .   30 grammes.
Cyanure de mercure . . . . de 5 à   10 centigrammes.
pour quelques cas d'ulcérations syphilitiques.

N° 231. — *Gargarisme au cyanure de mercure* (PARENT.)

Cyanure de mercure . . . .   5 décigrammes.
Décoction de guimauve . . . .   500 grammes.
contre les ulcérations syphilitiques de la cavité buccale. Se gargariser 5 à 6
fois par jour.

CYANURE D'OR.

N° 232. — *Pilules* de CHRESTIEN *au cyanure d'or.*

Cyanure d'or . . . .   5 centigrammes.
Extrait de daphnus mezer . . . .   8 décigrammes.
Poudre de guimauve . . . .   quantité suffisante.
pour 15 pilules, — dont 1 par jour, puis 2 et 4. Contre la syphilis, les scrofules
et l'aménorrhée.

DES MODIFICATEURS DE L'ASSIMILATION

OU

DES ALTÉRANTS.

Nous avons donné, *page 9*, un aperçu des médicaments qui doivent composer cette classe ; nous avons parlé de leur action dans l'économie et sur l'homme malade : il nous reste à donner les formules de ces médicaments les plus employées et aussi les plus sûres.

DES PRÉPARATIONS IODURÉES.

Voici comment s'exprime M. BOUCHARDAT, Professeur d'hygiène à la Faculté de Médecine de Paris, sur les ressources que l'iode offre à la thérapeutique : « on ne prévoyait pas, dit-il dans son formulaire magistral, lorsque COINDET introduisit l'usage des préparations iodiques en thérapeutique pour combattre le goïtre, tout le parti que la médecine tirerait de ce nouvel agent. Mais on a bientôt découvert qu'il n'y avait pas de moyen plus héroïque pour résoudre les tumeurs diverses. Non-seulement l'iode doit être mis en tête de cette classe d'agents que la médecine ancienne désignait sous le nom de *fondants ;* mais on doit le regarder encore comme le remède principal de la cachexie scrofuleuse ; et, selon moi, son efficacité est bien plus merveilleuse encore dans ces maladies si désespérantes autrefois pour le malade et le médecin : ces terribles accidents de l'infection syphilitique contre lesquels les mercuriaux restaient sans pouvoir, ces exostoses accompagnées d'insupportables douleurs nocturnes, ces chancres dévorants que rien ne pouvait arrêter, l'iode (1) les maîtrise les arrête comme par enchantement. »

« L'iode exerce en outre une action remarquable et pour ainsi dire spécifique sur les glandes en général, le corps thyroïde et les glandes mammaires. On emploie l'iode utilement dans le traitement des goïtres et des affections scrofuleuses, on l'a encore vanté dans le traitement des cancers, des tumeurs blanches, des blennorrhagies, des bubons syphilitiques, des rhumatismes chroniques, des dartres rebelles, des leucorrhées chroniques. »

On a prescrit l'iode dans la phthisie pulmonaire. — M. le Dr LUETT l'emploie sous forme d'éther hydriodique qu'il fait respirer au moyen d'un appareil *ad hoc.* — Mr TROUSSEAU se contente d'en faire prendre quelques gouttes sur du sucre. — Nous consacrerons plus loin un chapitre à ce traitement de la phthisie pulmonaire par l'éther hydriodique aidé du sirop d'iodure d'amidon du Dr QUESNEVILLE.

On emploie les préparations iodurées à l'intérieur et à l'extérieur ; les plus employées et aussi les plus actives sont l'iodure de potassium, l'iodure de fer, l'iode dissous dans l'iodure de potassium, l'éther hydriodique, l'iodoforme et l'iodure d'amidon dont le Dr BUCHANAM a obtenu à haute dose les plus heureux effets dans les maladies syphilitiques, ou les maladies de peau les plus tenaces ; c'est encore par l'iodure d'amidon que le Dr QUESNEVILLE a pu rendre l'iode applicable à toutes les constitutions, en parvenant, ce qu'on n'avait pu faire avant lui, à le rendre soluble dans l'eau, et susceptible dès lors de se mêler au sucre pour en faire un sirop. — Le sirop d'iodure d'amidon, s'administre au lieu et place de l'iodure de potassium et de l'iodure de fer, dans tous les cas ou l'iode est nécessaire. Son emploi peut avoir lieu même chez l'enfant à la mamelle, chez les personnes atteintes de phthisie pulmonaire et chez lesquelles les praticiens veulent essayer l'iode. Le sirop d'iodure d'amidon est en effet le seul médicament ioduré qu'il soit possible de donner dans ces cas et que les malades puissent supporter. L'observation du Dr BUCHANAM que nous donnons plus loin dans un extrait de son mémoire, en expliquera suffisamment le motif et nous soulignons à cause de son importance pour les praticiens qui doivent administrer l'iode, le passage où il explique d'après son observation particulière l'inocuité complète de l'iodure d'amidon et la préférence à lui donner sur les autres composés iodés.

---

(1) C'est-à-dire les préparations d'iode. — *Voir plus loin la note sur le traitement des maladies syphilitiques par l'iodure d'amidon.* — Observation du Dr BUCHANAM, Chirurgien de l'hôpital royal de GLASCOW.

OBSERVATIONS DE M. LE Dr BUCHANAM, CHIRURGIEN DE L'HÔPITAL ROYAL
DE GLASCOW.

(Extrait de la *Gazette médicale* de Londres.)

N° 254. — *Emploi de l'iodure d'amidon insoluble.*

« M. le Dr BUCHANAM dit, dans son Mémoire que, ne connaissant pas encore
le changement que pouvait opérer sur les effets de l'iode sa combinaison
avec l'amidon, il a commencé par de très-petites doses et qu'il ne donnait
d'abord qu'une quantité d'iodure d'amidon représentant 2 centigrammes 1/2
d'iode; mais que graduellement il est allé sans scrupule à 20 centigrammes
d'iode par jour, soit pour une quantité d'iodure d'amidon dosé au dixième,
2 grammes par jour. Cette quantité d'iode fut ensuite dépassée et portée à
60 centigrammes d'iode, soit 6 grammes d'iodure d'amidon sans déterminer
en rien la moindre trace d'irritation gastrique. Cette dernière quantité d'iode
ne fut plus d'abord dépassée par l'auteur craignant, dit-il, qu'une aussi
grande quantité d'iode, dans l'économie, ne put être nuisible; et c'est per-
suadé que l'iode pris sous cette forme n'avait aucun des inconvénients que
l'on connait aux autres préparations d'iode que le Dr BUCHANAM a pu administrer jusqu'à 4 grammes d'iode par jour, ou 40 grammes d'iodure d'a-
midon. »

« Quelques personnes, considérant les fortes doses auxquelles on peut administrer l'iodure d'amidon non soluble, pourraient penser que ce ne peut
être qu'une manière inerte; or, cette opinion serait tout-à-fait erronée, car
*la seule différence qui existe entre l'iodure d'amidon et les autres prépa-
rations d'iode, c'est que le premier n'exerce aucune action irritante ou
corrosive sur l'estomac et sur les intestins, et peut dès-lors être introduit
dans l'économie en bien plus grande quantité. Tandis que les autres préparations, si on dépasse seulement 20 centigrammes d'iode développent
bientôt des douleurs dans l'estomac et les entrailles, et les autres symptômes de l'irritation gastrique.* Ces faits bien établis, nul doute que l'iodure d'amidon ne soit préféré par les praticiens aux autres préparations
d'iode. »

« M. le Dr BUCHANAM voulant se rendre compte de l'efficacité relative de
toutes les préparations d'iode les a expérimentées séparément, et il a reconnu qu'après l'iode c'était l'iodure d'amidon, puis l'acide hydriodique, et
en dernier l'iodure de potassium qui agissaient le mieux. Il pense donc,
et cela avec raison, que toutes ces préparations agissent par leur acide
hydriodique, et qu'il faut considérer l'acide hydriodique comme le principe
actif, celui qui produit les effets physiologiques et thérapeutiques que l'on
attribue ordinairement à l'iode. De là s'explique l'action si heureuse de
l'iodure d'amidon, qui se convertit avec tant de facilité en acide hydriodique,
sitôt qu'il est en contact avec l'estomac, tandis que l'iode ne peut le faire
qu'en désorganisant la matière organique elle-même, d'où naissent ces
irritations dans l'estomac et les entrailles; quant à l'iodure de potassium,
ce n'est qu'à l'aide d'un travail organique pénible que l'acide hydriodique
peut être séparé de sa combinaison avec la potasse. Aussi presque tout le
médicament passe-t-il debout sans avoir été absorbé par les organes, surtout
chez les jeunes sujets ou les vieillards. »

Le Dr BUCHANAM termine son mémoire par un relevé clinique des maladies
où il a employé l'iodure d'amidon à haute dose. 37 observations sont relatées
par lui, et elles appartiennent à la syphilis, aux scrophules ou bien aux différentes maladies de la peau, telles que la lèpre, le psoriasis, l'ichthyosis,
l'impetigo et le porrigo.

Dans tous les cas cités par l'auteur, l'iodure d'amidon a été administré à la
dose de 8 à 20 grammes d'iodure d'amidon, ce qui représente de 1 à 2 grammes d'iode par jour pris en trois fois et jamais, même dans les cas les plus
graves, le traitement n'a duré plus d'un mois, après lequel temps la guérison a été obtenue. »

Après cet exposé général sur les préparations d'iode et sur leurs propriétés, il nous reste à donner quelques-unes des nombreuses formules qui se
trouvent dans les formulaires.

No 255. — IODOFORME.

C'est un composé des plus curieux, très-riche en iode puisqu'il en contient 90 % et l'éther hydriodique seul peut lui être opposé sous ce rapport. L'iodoforme et l'éther hydriodique sont en effet destinés à rendre de grands services dans la thérapeutique de l'iode ; mais peu connus encore des médecins, on leur préfère des composés irritants et peu absorbables ; c'est donc à ceux qui sont pénétrés de la nécessité d'appeler l'attention des praticiens sur quelques médicaments oubliés et méconnus à faire leurs efforts pour les leur faire connaître. Aussi est-ce là le but que nous nous sommes proposé en rédigeant pour nos abonnés de la Revue scientifique cette notice sans prétention, mais que nous croyons utile.

No 256. — *Formules avec l'iodoforme.*

Iodoforme. . . . . 2 grammes.
Extrait d'absinthe . . . . quantité suffisante.
faites 36 pilules, on en prend 5 par jour dans les affections scrofuleuses, les engorgements lymphatiques, les goîtres, l'aménorrhée, le cancer.

No 257. — *Pastilles d'iodoforme.*

Iodoforme. . . . . 5 grammes.
Sucre blanc . . . . 100 —
Essence de menthe . . . . 1 —
Mucilage de gomme adraganthe. . . . . quantité suffisante.
faites selon l'art des tablettes de 1 gramme à prendre 5 à 6 par jour dans les affections scrofuleuses, etc.

No 258. — *Pommade d'iodoforme.*

Iodoforme . . . . 2 grammes.
Cérat simple . . . . 20 —
employé en frictions contre plusieurs affections de la peau rebelles, lèpre, psoriasis, excéma chronique.

No 259. — HUILE IODÉE.

L'huile iodée a été proposée, il y a une dixaine d'années, par M. MARCHAL, de Calvi, comme un excellent moyen de faire absorber l'iode à haute dose.— Depuis, M. PERSONNE et M. BERTHÉ ont donné des procédés non plus pour faire de l'huile iodée à haute dose, 10 % comme M. MARCHAL, mais à la dose de 1/2 pour cent ; afin de la rendre propre à remplacer l'huile de foie de morue. Le procédé est fort simple ; d'après M. BERTHÉ, il suffit de prendre 5 grammes d'iode et de les dissoudre à froid en broyant avec un kilo d'huile d'amandes douces, d'abandonner le mélange jusqu'au lendemain, puis de chauffer doucement jusqu'à décoloration de l'huile et filtrer ensuite ; telle est l'huile iodée. — Sans vouloir réclamer aucune priorité sur personne, nous dirons que ce procédé est tellement naturel, qu'il ne pouvait s'en présenter un autre à l'esprit, et que depuis longtemps nous vendions au commerce des huiles iodées préparées à 1 % d'iode, en faisant exactement ce que fait M. BERTHÉ ; nous ne doutons pas que beaucoup de pharmaciens n'aient fait de même. Mais il en est des procédés que publient certaines personnes et qu'elles adressent même aux corps savants, comme des brevets dont on paye au Ministère des Finances une centaine par jour. On se croit inventeur parceque l'on applique les connaissances chimiques qui sont du domaine public à telle ou telle chose.

L'huile iodée d'après M. GUIBOURT est un médicament d'une haute valeur médicale ; mais si le médicament est bon, ce qui doit être, il est désagréable à prendre ; et quand l'huile se rancit c'est quelque chose de pire que l'huile de foie de morue. — Ajoutons ensuite qu'il n'est pas heureux de venir remplacer une huile par une autre huile quoique moins mauvaise, aussi préfère-t-on à l'huile iodée et surtout à l'huile de foie de morue le sirop d'iodure d'amidon du Dr QUESNEVILLE que l'auteur a dès l'origine préparé dans le but de remplacer l'huile de foie de morue ; ce qui peut facilement se constater dans la notice publiée par lui dans la Revue scientifique de Mai 1850.

N° 240. — *Sirop d'iodure d'amidon du D' QUESNEVILLE.*

Iodure d'amidon soluble . . . .   50 grammes.
Eau. . . . .   750 —
Sucre. . . . .   1 kilo 250 grammes.

faites selon l'art. Ce sirop est d'un beau bleu tirant sur le violet, quelquefois il est légèrement pourpre et à la longue il finit même par se décolorer. Quelle que soit sa teinte et fût-il même entièrement décoloré, il n'en conserve pas moins ses vertus et ne doit pas être rejeté pour cela. — La meilleure preuve qu'il contient quoique décoloré toute la quantité d'iode qui lui est nécessaire, c'est qu'on pourrait lui rendre sa magnifique couleur violet foncé, en y dégageant quelques bulles de chlore.

Ce sirop contient par kilog. 2 grammes 50 d'iode, soit par chaque cuillerée de 20 grammes, 5 centigrammes d'iode ou 1 grain. On le prend par cuillerée soit pur ou étendu d'eau, au choix du malade. — Une cuillerée le matin, et deux dans la journée suffiront toujours, car si on voulait prendre l'iode à haute dose, ce n'est plus le sirop qu'il faudrait prendre, il reviendrait trop cher, mais la poudre d'iodure d'amidon insoluble.

Nous n'hésitons pas à mettre le sirop d'iodure d'amidon au-dessus de toutes les préparations d'iode, lorsqu'on veut prendre l'iode à petite dose, comme il convient toujours de le faire dans les maladies de l'enfance ou chez les personnes affaiblies, et atteintes de la poitrine.

Voici du reste comment s'exprimaient les organes de la Presse médicale: l'*Union médicale*, la *Gazette médicale*, l'*Abeille médicale*, le *Journal des Connaissances médico-chirurgicales*, la *Gazette des Hôpitaux*, sur les préparations nouvelles d'iodure d'amidon lors de leur apparition en 1850.

« M. le D' QUESNEVILLE vient de préparer, pour les usages de la médecine, des produits nouveaux d'une grande utilité : ce sont les préparations d'iodure d'amidon. Depuis longtemps les médecins qui ordonnent les préparations d'iode éprouvaient dans l'administration de ce précieux médicament, des difficultés très-grandes : à l'état d'iode en teinture, en vapeur, ou combiné à la potasse à l'état d'iodure de potassium, ils ne peuvent obtenir les effets qu'ils recherchent sans causer en même temps, des inflammations sourdes (*voir page 66*, les observations du D' BUCHANAN), soit d'estomac ou d'entrailles; en sorte qu'ils n'arrivent souvent à détruire une maladie que pour en créer une autre tout aussi dangereuse. Aujourd'hui, avec les nouvelles préparations d'iodure d'amidon du D' QUESNEVILLE, ils pourront employer l'iode en toute sûreté. *Dulcifié* par l'amidon, l'iodure formé peut s'associer au sucre, et, sous cette forme éminemment assimilable, l'iode pénètre dans toute l'économie, sans jamais causer d'accidents d'aucune sorte, ce qui permet de l'administrer aux personnes les plus irritables et aux enfants en bas âge. Les cas où les préparations d'iodure d'amidon peuvent être employées sont très-nombreux parmi les maladies importantes, les affections scrofuleuses et la phthisie pulmonaire cèdent à son emploi. On peut aussi le considérer comme un dépuratif puissant, et *l'huile de foie de morue*, qui d'après l'Académie de médecine, ne doit ses vertus qu'à une petite quantité d'iode combinée à une matière organique n'a pas de succédanée plus heureux.

On a dit que les préparations d'iodure d'amidon étaient la meilleure manière d'administrer l'iode en médecine, et on a eu raison. On a dit encore qu'elles remplaceraient l'huile de foie de morue et tous les dépuratifs à base de salsepareille, et l'expérience a justifié ce qu'on a avancé.

Ces préparations ont besoin d'être bien faites, car si elles contenaient de l'iode à l'état libre, elles deviendraient dangereuses. Nous conseillons donc aux praticiens d'exiger toujours les produits préparés par le D' QUESNEVILLE lui-même revêtus de son cachet et de son étiquette et sortant de son entrepôt, 6, *passage Sainte-Croix-de-la-Bretonnerie*, car il connaît seul le secret de ces préparations dont il est l'auteur. »

Le sirop d'iodure d'amidon est conseillé aux personnes qui craignent d'être atteintes de la poitrine, ou qui même déjà ont le germe des tubercules. Ce sirop est encore le spécifique le plus sûr de tout état scrofuleux. Les personnes qui ont la peau luisante, gonflée, dont les glandes sont engorgées, devront surtout faire usage de ce sirop.

Un de ses emplois les plus heureux est sa substitution à l'huile de foie de morue, dans toutes les maladies où cette huile est recommandée et un médecin qui l'a expérimenté sur lui-même, écrivait à l'auteur : « votre sirop d'iodure d'amidon fait merveille ici ; je n'ai pu supporter l'huile de foie de morue, et cette préparation que je lui ai substituée m'a fait éprouver beaucoup de soulagement. »

N° 241. — *Tablettes d'iodure d'amidon, pastilles de santé.*

Iodure d'amidon non soluble au 10ᵉ d'iode . . . .   50 grammes.
Sucre et mucilage   700   —

faire des pastilles de 1 gramme 50 qui contiendront chaque 1 centigramme d'iode, soit en tout 500 pastilles; en prendre 1, 2 ou 3 dans la journée.

Ces pastilles faites avec une proportion d'iode pour ainsi dire homœopatique, peuvent être considérées comme des pastilles de santé. On se rappelle en effet toutes les recherches faites dernièrement et communiquées à l'Institut sur l'influence de l'iode sur la santé. L'iode existe dans l'air, dans presque toutes les eaux potables. Les aliments, le sel, le vin, le cidre, le lait, les œufs, en renferment aussi et des analyses faites par centaines ont prouvé le fait d'une manière incontestable; il ne restait plus donc qu'à tirer une conclusion de ces révélations inattendues.—Sachant que l'iode est le spécifique de la scrofule, qu'il guérit le goître, et que la phthisie pulmonaire lui demande aujourd'hui guérison ; — on s'est demandé si on retrouverait dans les pays où ces maladies sont pour ainsi dire endémiques, de l'iode dans l'air et dans les eaux de ces contrées. — Les analyses ont été faites et on n'en a pas trouvé trace. Les expériences se continuent partout et partout elles viennent à l'appui de cette opinion que l'iode pris sous une forme homœopathique est le préservatif de la phthisie pulmonaire, de la scrofule, du goître, enfin un des éléments d'une bonne constitution.

Beaucoup de personnes ont pris de ces pastilles non dans le seul but hygiénique, mais pour avoir raison de ces maladies indéfinissables auxquelles la médecine porte fort peu de secours, parce qu'elles ne se manifestent par aucun symptôme qui permette d'en reconnaître la nature. — A chaque instant on nous écrit : « *abandonné des médecins* (les médecins n'abandonnent jamais leurs malades), qui prétendent que je n'ai rien parce qu'ils ne souffrent pas mon mal, j'ai eu recours à vos pastilles, et elles me font un bien indéfinissable, je me sens entièrement guéri par leur emploi etc., etc. » Aujourd'hui encore, au moment de mettre sous presse, nous recevons une lettre dont nous croyons devoir donner ici un extrait:

« J'ai la poitrine fatiguée, même malade depuis deux ans, des crachements de sang assez violents me tourmentent et lorsqu'ils cessent, par intervalles, des mucosités glaireuses roulent constamment dans mon gosier et m'étouffent. J'étudie beaucoup la musique et j'étais très-privée de ne pouvoir chanter pendant dix minutes de suite, car aussitôt que je voulais étudier un peu, ma voix se brisait. Depuis quelque temps, avant de commencer mes études, je laisse fondre dans ma bouche une tablette d'iodure d'amidon, j'ai même pris l'habitude d'en garder une sous la langue en chantant et je n'éprouve plus de fatigue; la salivation épaisse qui m'obstruait la glotte n'existe plus, enfin je suis tout émerveillée de ce bon résultat. Je n'ai même pas craché le sang depuis quinze jours, mais je n'ose encore rien affirmer, quant à cela. J'ai voulu sans avoir l'honneur de vous connaître vous prier d'agréer mes remercîments, sinon pour ma guérison, du moins pour le soulagement inespéré que vos tablettes d'iodure d'amidon m'ont apporté. »

Nous engagerons donc les médecins à ne jamais *abandonner leurs malades* et lorsqu'ils auront à répondre à leurs plaintes, et qu'ils ne trouveront pas de remèdes à leurs douleurs, faute d'en connaître la cause, de leur ordonner des tablettes d'iodure d'amidon. —Peut-être ce médicament les soulagera-t-il? Et comme dans tous les cas, il ne peut être que favorable à la santé; ce sera une ressource précieuse à opposer à des plaintes amères et souvent injustes, nous le savons.

N° 242. — *Poudre d'iodure d'amidon soluble.*

C'est l'iodure insoluble rendu soluble *secundum artem*, on ne l'emploie que pour faire le sirop d'iodure d'amidon car pour prendre à l'intérieur à haute dose, la poudre d'iodure non soluble est préférable, n'ayant pas un goût styptique et ne tachant pas la bouche.

Nº 243. — *Poudre d'iodure d'amidon non soluble.*

Iode . . . . 100 grammes.
Amidon . . . . 1000 —
faites selon l'art.

Cette poudre se prend en pilules, en bols et même délayée simplement dans l'eau. — M. le Dr BUCHANAM, *voir page 66*, l'emploie dans les maladies syphilitiques et les maladies de peau invétérées à la dose de 5 grammes jusqu'à 40 grammes par jour. Comme l'iode uni à l'amidon ne peut jamais causer d'accidents, il a pu continuer ce traitement de 40 grammes par jour pendant un mois au bout duquel les malades les plus gravement atteints sont toujours guéris.

Nº 244. — *Éther hydriodique.*

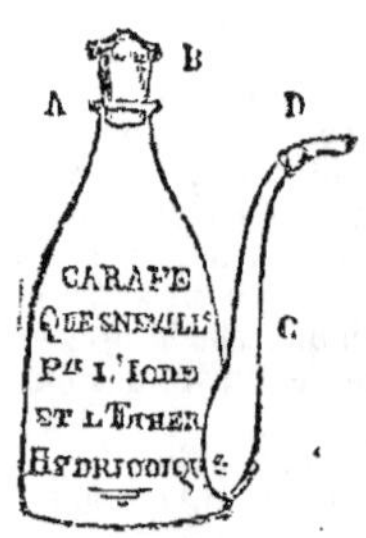

L'éther hydriodique a été essayé avec succès par plusieurs médecins dans nombre d'affections et en particulier, d'une manière toute spéciale contre la phthisie pulmonaire, et il y produit des effets certains et très-heureux ; il agit encore d'une manière constante dans la toux, qu'il fait cesser ; les quintes deviennent peu à peu plus rares, moins pénibles et exemptes de la douleur vive et brûlante qui les accompagne souvent ; l'expectoration devient plus facile, la respiration plus ample ; les malades se sentent mieux respirer, comme ils le disent. Le Dr LUETT l'a appliqué le premier au traitement de la phthisie pulmonaire et le Dr TROUSSEAU a été à même d'en reconnaître l'utilité et d'en généraliser l'emploi. Cet éther s'emploie sous forme d'inhalation, à l'aide d'un appareil particulier très simple que nous allons décrire.

Cet appareil, dont on voit le dessin, se compose 1º d'une carafe à deux ouvertures ; l'une A, par où s'introduit le produit, et que l'on ferme à l'aide d'un bouchon en liége B, lequel est percé, afin de donner accès à l'air lorsque l'aspiration se fait ; et d'une ouverture C, recourbée, à laquelle s'adapte un tube respiratoire en forme d'olive D, 2º d'un étui en carton, qui contient une pipette graduée par demi-gramme et gramme, jusqu'à quatre grammes ; chaque gramme est représenté par un numéro : 1, 2, 3, 4 ; à l'autre ouverture de l'étui se trouve un petit flacon dans lequel on verse de l'éther pour le mesurer avec la pipette.

Quand on veut se servir de l'appareil, on ôte le bouchon B, et on met, par l'ouverture A, 2 ou 4 grammes d'éther pour commencer ; éther que l'on recouvre ensuite dans la carafe d'une couche d'eau 10 à 15 grammes, pour rendre sa vaporisation plus lente ; on bouche alors le flacon, et on aspire doucement par l'autre branche C-D, afin que l'éther n'arrive que lentement. En effet, si l'inhalation était trop considérable, on produirait anesthésie comme avec le chloroforme, et l'éther ne serait pas décomposé intérieurement ; or, ce n'est qu'en étant brûlé dans le poumon qu'il peut produire son effet salutaire. Quand il ne reste plus d'éther dans le flacon, on le remplace par d'autre. Une dose de 2 grammes d'éther peut suffire et au-delà pour la journée, et, d'après la composition de l'éther, on aura absorbé 1,60 ou 28 grains d'iode.

Pendant ce traitement qui est tout local, il est bon de faire usage du sirop d'iodure d'amidon soluble, qui agit sur toute l'économie, et que l'on doit d'ailleurs, préférer aux autres préparations d'iode prises à l'intérieur.

L'emploi de la vapeur d'éther hydriodique dans le traitement de la phthisie pulmonaire est aujourd'hui un fait acquis à la science et à la thérapeutique de l'iode et des praticiens éminents, des professeurs de la Faculté de Médecine, des médecins des hôpitaux, en ont constaté le résultat.

N° 245. — *Eau iodurée pour boisson* (Lugol).

Iode.	2 décigrammes.
Iodure de potassium.	4 —
Eau distillée	1000 grammes.

on en boit 3 à quatre verres par jour dans les affections scrofuleuses, ou pure, ou coupée avec de l'eau sucrée.

N° 246. — *Solution iodurée* (Furnari).

Iodure de potassium	4 grammes.
Iode.	15 centigrammes.
Eau.	500 grammes.

une cuillerée à bouche, matin et soir, dans un verre de tisane de houblon, contre les ophtalmies scrofuleuses.

N° 247. — *Potion contre l'ascite*.

Iodure de potassium	40 centigrammes.
Eau.	100 grammes.

à prendre par cuillerées toutes les deux heures. Employé avec grand succès par M. Thirion, contre l'ascite rebelle à la digitale, à la scille et au sel de nitre.

N° 248. — *Tisane iodurée* (Ricord).

Infusion de saponaire	1 kilogramme.
Iodure de potassium	2 grammes.
Sirop de sucre	60 —

La dose d'iodure de potassium peut être portée à 8 ou 9 grammes, et presque tous les malades, après quelques jours, peuvent en prendre 5 à 6 grammes.

N° 249. — *Potion iodurée contre le rhumatisme articulaire chronique*.

Iodure de potassium.	25 centigrammes.
Sirop de pavot blanc	15 grammes.
Eau distillée.	90 —

mêlez. Pour une potion à prendre en trois fois, le matin, à midi, et le soir.

N° 250. — *Lotion et gargarisme ioduré* (Ricord).

Eau.	200 grammes.
Iodure de potassium.	50 centigrammes.
Teinture d'iode	4 grammes.

contre les ulcérations de la gorge et des fosses nasales, comme aussi pour le pansement des surfaces cutanées ulcérées. Ainsi traitées les ulcérations guérissent assez vite : il en est qui, ayant résisté des mois entiers aux mercuriaux, se sont cicatrisées en moins de quinze jours.

N° 251. — *Pilules d'iodure de fer* (Piedagnel).

Protoiodure de fer.	quantité suffisante.
Extrait de gentiane.	— —

pour faire des pilules, contenant chacune 2 décigrammes d'iodure de fer, contre les exostoses, périostoses.

N° 252. — *Pilules d'iodure de fer du* Dr Quesneville.

Iodure d'amidon soluble	10 grammes.
Oxide de fer noir	1 —
Limaille de fer porphyrisée.	1 —
Extrait de gentiane	quantité suffisante.

pour faire des pilules de 3 à 4 décigrammes.

C'est la meilleure manière d'administrer l'iodure de fer, sans crainte qu'il ne contienne de l'iode à nu. — L'iodure d'amidon soluble, par sa grande facilité à se convertir en acide hydriodique, sitôt qu'il est en contact avec l'estomac, réagira à l'état naissant sur l'oxide noir de fer et sur le fer qu'il dissoudra, — et ainsi se constituera l'iodure de fer dans un parfait état de conservation.

Au lieu d'acheter des pilules d'iodure de fer toutes faites, les pharmaciens pourraient donc avoir toujours sous la main un mélange ioduré ainsi formé :

Iodure d'amidon soluble. . . . . 10 grammes.
Oxide de fer noir . . . . 1 —
Limaille de fer porphyrisée . . . . 1 —

ce serait le mélange avec lequel ils feraient ensuite à la minute leurs pilules d'iodure de fer, en les additionnant, soit avec extrait de gentiane, ou simplement un peu de gomme, de sirop ou de poudre de guimauve.

N° 253. — *Sirop d'iodure de fer* (RICORD).

Sirop sudorifique . . . . 500 grammes.
Protoiodure de fer . . . . 4 —

de 2 à 6 cuillerées par jour. C'est une préparation très-efficace, souvent employée dans les maladies syphilitiques constitutionnelles.

N° 254. — *Collyre ioduré* (DESMARRES).

Eau distillée . . . . 20 grammes.
Iodure de potassium . . . . 1 —
Iode . . . . 1 à 3 centigrammes.

contre les taches de la cornée, lorsqu'il n'y a aucune trace d'inflammation.

N° 255. — *Injection iodée* (VELPEAU).

Teinture d'iode . . . . 50 grammes.
Eau distillée . . . . 100 —

dans les cas d'hydrocèle.

N° 256. — *Solution iodée* du Dr BONNET.

Eau. . . . . 40 grammes.
Iode. . . . . 5 —
Iodure de potassium . . . . 10 —

contre les abcès des articulations. La quantité de liquide à injecter ne doit jamais dépasser celle du liquide que l'on peut faire sortir du genou.

N° 257. — *Injection blennorrhagique* (RICORD).

Eau distillée. . . . . 200 grammes.
Iodure de fer . . . . 10 centigrammes.

N° 258. — *Bain ioduré.*

Iode . . . . 8 grammes.
Iodure de potassium. . . . . 15 —
Eau . . . . 6 décilitres.

la quantité d'iode et d'iodure de potassium sera successivement augmentée.

N° 259. — *Pommade iodurée.*

Iode . . . . 8 grammes.
Iodure de potassium . . . . 15 —
Axonge . . . . 120 —

s'emploie pour panser les ulcères scrofuleux.

N° 260. — *Pommade hydriodatée.*

Iodure de potassium . . . . 5 grammes.
Axonge . . . . 40 —

faites selon l'art. Contre les humeurs scrofuleuses, goîtres, engorgement des glandes.

N° 261. — *Pommade d'iodure de plomb.*

Iodure de plomb. . . . . 5 grammes.
Axonge. 40 —

en frictions et en topiques, dans le traitement des ulcérations scrofuleuses.

N° 262. — *Emplâtre fondant* (RICORD).

Emplâtre de ciguë . . . . 250 grammes.
Iodure de plomb . . . . 30 —

dans les engorgements chroniques des testicules

DES MERCURIAUX.

Bien que les préparations de mercure aient été essayées dans beaucoup d'affections graves, c'est principalement dans les maladies syphilitiques qu'elles sont le plus constamment employées, car c'est là surtout qu'elles peuvent être considérées comme une médication héroïque. Aussi la majorité des praticiens n'hésite pas à soumettre à un traitement mercuriel tout individu qui offre des symptômes bien constatés de syphilis.

Les mercuriaux reçoivent aussi un emploi heureux dans les inflammations des membranes séreuses, la péritonite, l'hydrocéphale aiguë, les tumeurs blanches, les engorgements des viscères, plusieurs maladies de la peau et aussi comme antipédiculaires pour détruire plusieurs parasites de la peau.

Les préparations à base de deutoxide de mercure sont en général très-vénéneuses et ne doivent être employées qu'avec une grande circonspection.

Les formules les plus employées sont le mercure à l'état métallique, mais éteint à l'aide d'un corps gras ; — l'oxide rouge de mercure, — le protochlorure de mercure ou précipité blanc, mercure doux et calomel ; — le deutochlorure de mercure ou sublimé corrosif ; — les proto et deutoiodures de mercure, — l'iodhydrargyrate d'iodure de potassium ou la combinaison du biodure de mercure avec l'iodure de potassium ; — le cyanure de mercure. Avec ces divers composés mercuriels, on a édité une suite de formules dont nous ne donnerons que quelques exemples pour ne pas embarrasser inutilement le praticien. L'important étant l'emploi de chacun de ces composés aux doses médicales où il ne peut être toxique. Quant aux autres sels de mercure, comme ils sont peu employés et qu'ils peuvent tous être remplacés par ceux dont nous parlons, nous les passerons sous silence.

FORMULES OU LE MERCURE SE TROUVE A L'ÉTAT MÉTALLIQUE.

Nº 263. — *Pilules mercurielles simples ou pilules bleues.*

Mercure. . . . . 3 grammes.
Conserves de roses. . . . . 3 —
Poudre de réglisse. . . . . 1 —

triturez ensemble et faites après l'extinction du mercure des pilules de 15 centigrammes ; s'administrent comme antisyphilitiques de 1 à 6 par jour.

Nº 264. — *Pilules de* BELLOSTE.

Mercure. . . . . 24 grammes.
Poudre d'aloès. 24 —
   — de rhubarbe . . . . 12 —
   — scamonée. . . . . 8 —
   — poivre noir . . . . 4 —
Miel . . . . quantité suffisante

faites selon l'art des pilules de 20 centigrammes à prendre 2 pilules chaque jour, dans les affections dartreuses et syphilitiques.

Nº 265. — *Pilules de* SÉDILLOT-RAYER.

Pommade mercurielle double . . . . 5 grammes.
Savon médicinal . . . . 2 —
Poudre de réglisse . . . . 1 —

faites des pilules de 2 décigrammes ; la dose est de 2 pilules pour les femmes et 3 pour les hommes. Selon M. RAYER, ces pilules sont un remède excellent.

Nº 266. — *Pilules napolitaines* (MARTIN-SOLON).

Onguent mercuriel . . . . 5 grammes.
Extrait de ciguë . . . . 3 —
   — d'opium . . . . 2 —
Savon et poudre de ciguë . . . . quantité suffisante.

faire 100 pilules ; s'emploient dans la syphilis constitutionnelle, dartres rebelles à doses de 2 à 8 par jour.

X,

No 267. — *Pommade ou onguent mercuriel double.*

Mercure métallique . . . . 500 grammes.
Axonge. . . . . 500 —

mélangez selon l'art avec le plus grand soin. Cette pommade est employée comme antisyphilitique, fondante, résolutive; comme antisyphilitique à la dose de 4 à 5 grammes en friction. Comme antiphlogistique l'onguent mercuriel est usité pour les inflammations externes et profondes du tissu cellulaire, le phlegmon, le panaris, la phlébite, ainsi que dans les phlegmasies séreuses articulaires (rhumatisme articulaire), ou séreuses abdominales et en particulier dans la péritonite, la métropéritonite, la phlébite utérine. On l'applique à haute dose, de 4 à 30 grammes, en frictions répétées toutes les deux heures, jusqu'à ce qu'on ait enrayé, jugulé les phénomènes morbides.

No 268. — *Pommade mercurielle simple (onguent gris.)*

Onguent mercuriel double. . . . . 125 grammes.
Graisse de porc ou axonge . . . . 375 —

en frictions pour détruire les parasites.

No 269. — *Cérat mercuriel.*

Onguent mercuriel . . . . 50 grammes.
Cérat. . . . . 90 —

pour panser les chancres et les ulcérations syphilitiques.

No 270. — *Cérat mercuriel opiacé.*

Cérat opiacé. . . . . 50 grammes.
Onguent mercuriel double . . . . 50 —

dose 4 grammes, 2 ou 3 fois par jour, en frictions sur l'abdomen.

Dans la seconde période de la péritonite puerpérale, M. RICORD emploie cette pommade dans le cas où l'onguent mercuriel irrite trop.

No 271. — *Emplâtre de* VIGO cum mercurio.

Emplâtre simple, 1 kilog. 250 grammes ; — cire jaune, 64 grammes ; — poix résine purifiée, 64 grammes ; — gomme résine ammoniaque, 20 grammes ; — bdellium, 20 grammes ; — oliban, 20 grammes ; — myrrhe, 20 grammes ; — poudre de safran, 12 grammes ; — mercure, 375 grammes ; — térébenthine, 64 grammes ; — styrax purifié liquide, 192 grammes ; — huile volatile de lavande, 8 grammes.

Cet emplâtre est fréquemment employé comme fondant, résolutif des engorgements glandulaires, scrofuleux ou syphilitiques ; il l'est aussi comme abortif des pustules varioliques et pour prévenir les cicatrices. On fait des emplâtres que l'on applique sur les parties atteintes.

No 272. — *Sparadrap de* VIGO.

C'est l'emplâtre de Vigo étendu sur du calicot écru. On l'applique comme moyen abortif de la variole et du zona.

FORMULES AVEC L'OXIDE ROUGE DE MERCURE.

L'oxide rouge de mercure n'est usité qu'à l'extérieur, en topique, en frictions, et ordinairement sous forme de pommade, d'onguent composés de 1 partie d'oxide sur 8 à 16 parties de corps gras, comme irritant ou cathérétique, dans les cas d'ulcérations syphilitiques, scrofuleuses, pour changer la vitalité des surfaces ulcérées, réprimer les chairs fongueuses ; il convient aussi dans les ophtalmies chroniques avec ulcérations, engorgements indolents du bord des paupières. Il forme la base de diverses pommades ophtalmiques de DESAULT, de RÉGENT.

No 273. — *Pommade antiophtalmique de* RÉGENT.

Oxide rouge de mercure . . . . 10 grammes.
Acétate de plomb cristallisé. . . . . 10 —
Camphre . . . . 1 —
Beurre frais lavé à l'eau de roses . . . . 150 —

mêlez et broyez sur le porphyre.

Nº 274. — *Pommade antiophtalmique* (SICHEL).

Axonge. . . . . 2 grammes.
Précipité rouge . . . . 20 centigrammes.
mêlez : ajoutez dans quelques cas
Sulfate de cadmium . . . . 1 décigramme.
pour diminuer les cicatrices de la cornée.

Nº 275. — *Autre.*

Oxide rouge de mercure . . . . 25 centigrammes.
Sulfate de zinc · . . . . 5 décigrammes.
Axonge · . . . . 30 grammes.
mêlez dans un mortier de porcelaine ou mieux sur le porphyre. On en applique gros comme un petit pois sur le bord libre des paupières. Dans le traitement des ophtalmies chroniques.

Nº 276. — *Pommade de* BIETT.

Deutoxide de mercure . . . . 2 grammes.
Axonge . · . . . . ! 50 —
Camphre . . . . 2 décigrammes.
mêlez : dans les affections papeleuses du visage.

—

FORMULES AVEC LE PROTOCHLORURE DE MERCURE
(PRÉCIPITÉ BLANC).

Beaucoup plus actif que le calomel ; il ne s'emploie qu'à l'extérieur.

Nº 277. — *Pommade antidartreuse.*

Précipité blanc. . . . . 1 gramme.
Axonge récente. . . . . 20 —
Essence de roses . . . . 2 gouttes.
Cette pommade est très-efficace pour combattre plusieurs affections dartreuses accompagnées d'un vif prurit.

Nº 278. — *Autre.*

Précipité blanc . . . . 1 gramme.
Beurre de cacao . . . . 30 —
Baume du Pérou . . . . 4 —
contre les dartres superficielles, taches cutanées, éruptions à la face après les couches, connues vulgairement sous le nom de *lait répandu.*

Nº 279. — *Cérat au précipité blanc* (GIBERT.)

Cérat opiacé . . . . 50 grammes.
Précipité blanc . . . . 2 —
contre les pustules plates et les ulcérations syphilitiques.

—

FORMULES AVEC LE PROTOCHLORURE DE MERCURE
(CALOMEL).

Le calomel peut se rendre utile comme antisyphilitique, antiphlogistique, purgatif, altérant et vermifuge. Il se donne à l'intérieur ainsi qu'à l'extérieur. Il est peu employé comme antisyphilitique, c'est surtout comme altérant, résolutif, dans les engorgements viscéraux et en particulier dans ceux du foie. On l'emploie dans les inflammations couenneuses des muqueuses et en particulier dans le croup, la diphtérite, soit en insufflation, soit comme purgatif.

Comme vermifuge, on le donne aux enfants à la dose de 5 à 10 centigrammes. Comme purgatif, il agit à la dose de 30 à 60 centigrammes.

Nº 280. — *Pilules de calomel.*

Calomel . . . . 1 gramme.
Poudre de guimauve. . . . . 1 —
Miel. . . . . quantité suffisante.
faites 20 pilules. 1 toutes les quatre heures, comme altérantes et contre-stimulantes.

28. — *Pilules de ciguë au calomel* (GAMA).

Extrait de ciguë. 40 grammes.
Calomel. . . . . 10 —

faites selon l'art 400 pilules employées avec beaucoup de succès pour combattre l'inflammation chronique du testicule, 1 à 6 par jour.

N° 282. — *Pilules de calomel diurétiques.*

Calomel. . . . . 1 gramme.
Poudre de scille. 50 centigrammes.
— de digitale . . . . 25 —
Sirop de nerprun. quantité suffisante.

faites selon l'art 10 pilules. Contre la pleurésie chronique, lorsque le liquide épanché se résorbe très-lentement : 1 à 2 par jour.

FORMULES AVEC LE DEUTOCHLORURE DE MERCURE (SUBLIMÉ CORROSIF).

C'est un des poisons les plus violents et qui demande dans son emploi la plus grande prudence. Il se prescrit à la dose de 1/2 à 2 centigrammes, c'est-à-dire depuis un dixième de grain jusqu'à 1/2 grain.

N° 283. — *Liqueur de* VAN-SWIETEN.

Cette liqueur bien connue est composée de : eau pure 900 grammes, alcool 100 grammes, sublimé corrosif 1 gramme, — soit une dissolution de sublimé au millième.

On l'emploie à la dose de une cuillerée dans un verre d'eau sucrée, de gruau ou de lait.

N° 284. — *Pilules antisyphilitiques de* DUPUYTREN.

Sublimé corrosif. 4 décigrammes.
Extrait d'opium. 5 —
— gayac. . . . . 6 grammes.

faites 40 pilules. A prendre 1 à 3 par jour, contre les affections syphilitiques.

N° 285. — *Autres de* CHOMEL.

Sublimé corrosif. 10 centigrammes.
Extrait gommeux d'opium. . . . . 10 —

faites selon l'art 20 pilules. Chacune d'elles contient 1/2 centigramme. On commence par faire prendre une pilule matin et soir. Au bout de quinze jours, on porte la dose à 3 pilules par jour. Au bout de quinze autres jours, à 4 pilules : en tout, 2 centigrammes par jour, au maximum, de sublimé corrosif, — à continuer cinq à six mois. Ce traitement a toujours réussi à M. CHOMEL, et il est constamment arrivé à ce résultat que jamais les malades traités de cette manière n'ont eu d'accidents consécutifs : il a vu souvent, au contraire, que par la méthode ordinaire et vulgairement suivie, on n'est jamais mis à l'abri de ces phénomènes secondaires.

N° 286. — *Autres de* BIETT.

Extrait alcoolique d'aconit. . . . . 3 décigrammes.
Sublimé corrosif . . . . 1 —
Poudre de guimauve . . . . 4 —

pour 8 pilules. De 1 à 4 dans les syphilides.

N° 287. — *Gargarisme antisyphilitique.*

Décoction de gruau . . . . 100 grammes.
Miel. . . . . 20 —
Liqueur de Van-Swieten . . . . 10 —

ce qui correspond à 1 centigramme de sublimé corrosif.

N° 288. — *Collyre antisyphilitique.*

Sublimé corrosif . . . . 5 centigrammes.
Eau de roses. . . . . 200 grammes.

Nᵒ 289. — *Collyre contre la blépharite* (SICHEL).

Sublimé. . . . .   5 centigrammes.
Eau distillée. . . . . . . , ...   120 grammes.
Laudanum sydenham. . . . .   5 décigrammes.
Mucilage de coing . . . .   10 grammes.
On en laisse tomber 1 à 2 gouttes trois ou quatre fois par jour, entre les
paupières.

Nᵒ 290. — *Bain de sublimé.*

Sublimé corrosif. . . . .   16 grammes.
Alcool pour le dissoudre. . . . .   120 grammes.
On peut porter la dose jusqu'à 50 grammes. C'est un moyen excellent pour
combattre certaines maladies chroniques de la peau et la vérole constitutionnelle.

Nᵒ 291. — *Bichlorure de mercure albumineux.*

Blancs d'œufs.   nᵒ 2.
Délayez dans eau . . . .   500 grammes.
Sublimé corrosif en dissolution.   5   —
recueillez le précipité, lavez-le à l'eau distillée, et faites-le sécher à l'étuve.
Cette combinaison de sublimé et d'albumine forme la base des biscuits du
Dr OLLIVIER.

Nᵒ 292. — *Pilules faites avec ce composé.*

Bichlorure de mercure et d'albumine. . . . .   5 grammes.
Poudre de guimauve.   5   —
Sirop . . . .   quantité suffis.
faites selon l'art 100 pilules. A prendre une chaque jour. On élèvera successivement la dose.

FORMULES AVEC LES PRÉPARATIONS D'IODE COMBINÉES AU MERCURE.

Nᵒ 293. — *Protoiodure de mercure.*

Excellent médicament qui réunit les propriétés de l'iode et du mercure,
s'administre à l'intérieur à la dose de 1 à 5 centigrammes en pilules ; — quelques médecins en donnent progressivement 15 centigrammes ou plus.
BIETT, VELPEAU, RICORD, emploient ces pilules dans leur pratique.

Nᵒ 294. — *Pilules de* BIETT.

Protoiodure de mercure . . . .   1 gramme.
Thridace   4   —
pour faire 100 pilules, et en prendre 1 à 5 par jour dans les syphilides.

Nᵒ 295. — *Pilules de* RICORD.

Protoiodure de mercure. . . . .   3 grammes.
Thridace   3   —
Extrait thébaïque   1   —
— de ciguë.   6   —
faites selon l'art 60 pilules. En prendre une le soir, cinq heures après le
repas ; lorsqu'on en augmente la dose, on les fait prendre alors matin et soir.

Nᵒ 296. — *Deutoiodure de mercure.*

beaucoup plus énergique que le précédent ; il ne faut l'administrer qu'à des
doses plus faibles, soit à l'intérieur, de 5 à 25 milligrammes.

Nᵒ 297. — *Pilules de deutoiodure de mercure* (MAGENDIE).

Deutiodure de mercure. . . . .   5 centigrammes.
Extrait de genièvre. . . . .   5 décigrammes.
Poudre de réglisse . . . .   quantité suffisante.
faites 8 pilules. — Dont 2 le matin et 2 le soir ; puis 4 le matin et 4 le soir.

Nᵒ 298. — *Sirop de deutiodure de mercure et d'iodure de potassium*
(Dr GIBERT).

Deutoiodure de mercure. . . . .   1 gramme.

Iodure de potassium . . . . 50 grammes.
Eau . . . . 50 —

dissolvez, filtrez au papier, puis ajoutez : sirop de sucre blanc marquant 30 degrés à froid, — 2,400 grammes. M. GIBERT, qui a obtenu les plus heureux effets de ce sirop, l'administre à la dose d'une cuillerée par jour, ce qui représente 1 centigramme de deutoiodure de mercure et 50 centigram. d'iodure de potassium.

N° 299. — *Pilules de deutoiodure de mercure et d'iodure de potassium*
(Dr GIBERT).

Deutoiodure de mercure . . . . 10 centigrammes.
Iodure de potassium . . . . 5 grammes.
Gomme arabique pulvérisée . . . . 50 centigrammes.

Miel quantité suffisante pour une masse bien homogène que l'on divisera en 20 pilules.

Deux de ces pilules, prises le matin à jeun, représentent les doses médicamenteuses contenues dans 25 grammes du sirop précédent.

—

FORMULES AVEC L'IODHYDRARGYRATE D'IODURE DE POTASSIUM.

Quand on dissout le deutoiodure de mercure dans son poids d'iodure de potassium et une quantité d'eau suffisante, on obtient par l'évaporation une cristallisation d'un sel double d'une couleur jaune, — c'est l'iodhydrargyrate d'iodure de potassium. — Le Dr PUCHE a mis ce sel en vogue et en a obtenu de merveilleux effets dans les maladies syphilitiques anciennes, soit dans les accidents tertiaires de la syphilis.

N° 300. — *Sirop du* Dr PUCHE.

Iodhydrargyrate d'iodure de potassium . . . . . 1 gramme.
Teinture de safran . . . . 10 —
Sirop de sucre . . . . 489 —

dose de 25 à 100 grammes par jour. Contre les maladies syphilitiques anciennes.

—

DES PRÉPARATIONS D'OR.

Les préparations d'or ont été fortement recommandées et vantées à Montpellier par le Dr CHRESTIEN contre les maladies syphilitiques et scrofuleuses.

Elles ne paraissent pas avoir toutes les vertus qu'on leur prête, et peu de praticiens à Paris les emploient.

MM. RICORD, VELPEAU et CULLERIER, oncle et neveu, infirment les résultats obtenus par les médecins de Montpellier. Nous donnerons néanmoins les formules du Dr CHRESTIEN, dont le nom est lié à la thérapeutique des préparations d'or.

N° 301. — *Sirop de chlorure d'or* (CHRESTIEN).

Chlorure d'or et de sodium . . . . 5 centigrammes.
Sirop de sucre . . . . 200 grammes.

faites dissoudre le chlorure d'or et de sodium dans très-peu d'eau, et mêlez au sirop.

Trois cuillerées par jour.

N° 302. — *Pilules de chlorure d'or et de sodium*, du même.

Chlorure d'or et de sodium . . . . 5 décigrammes.
Fécule de pommes de terre . . . . 2 —
Gomme arabique . . . . 5 —
Sirop . . . . quantité suffisante.

mêlez et faites 120 pilules. 1 à 15 par jour.

La réduction de l'or étant possible dans cette formule, nous préférons le sirop.

N° 303. — *Pommade avec le chlorure d'or*, du même.

Hydrochlorate d'or . . . . 6 décigrammes.
Axonge . . . . 30 grammes.

en frictions, à la dose de 1 gramme.

DES PRÉPARATIONS ARSÉNICALES.

—

Les préparations arsénicales, malgré leur danger et leur violence, n'en ont pas moins été essayées en thérapeutique, et elles ont donné des résultats importants.

Les affections chroniques du système cutané : les dartres rebelles, squammeuses humides, rongeantes ; les affections scrofuleuses, cancéreuses ; les cancers superficiels de la face, des ailes du nez, des lèvres, etc., sont, après les fièvres d'accès, les maladies contre lesquelles les arsénicaux ont obtenu le plus de succès.

M. Boudin prétend que dans les fièvres d'accès, l'arsénic est supérieur au quinquina et au sulfate de quinine, et, dans son service du Gros-Caillou, il n'emploie pas d'autre fébrifuge depuis dix ans. Un gros volume a été publié par lui, où il donne le résumé de vingt années de pratique. Mais malgré tout ce qu'offre de concluant M. Boudin, les praticiens hésitent à se servir d'arsénic, et il est à craindre que cette thérapeutique finisse avec M. Boudin et n'ait pas d'imitateurs. Ce serait peut-être un mal.

N° 304. — *Formules du Dr Boudin.*

Acide arsénieux............................ 1 gramme.
Eau distillée .... 1000 —

faire bouillir pendant un quart-d'heure et remplacer l'eau qui s'est évaporée.

50 grammes de cette solution représentent 5 centigrammes d'acide arsénieux.

Prendre de cette solution par doses fractionnées, dont la dernière doit être absorbée au moins deux heures avant le moment présumé de l'accès. — Soit prendre tous les quarts-d'heure 1 gramme de solution ou 1 milligramme d'acide arsénieux. — Compléter ainsi avec l'accès les 50 grammes de solution pour faire absorber en tout 5 centigrammes d'acide arsénieux.

N° 305. — *Potion arsénicale.*

Solution arsénicale ci-dessus................ 25 grammes.
Soit 25 milligrammes d'acide arsénieux.
Vin rouge................................ 50 —
Sirop simple............................. 25 —

à prendre en cinq fois de demi-heure en demi-heure, au moins trois heures avant le moment présumé de l'accès.

N° 306. — *Lavement arsénical de Boudin.*

Solution arsénicale...................... 50 grammes.
Soit 5 centigrammes d'acide arsénieux.
Eau tiède............................... 50 —

Il est prudent de commencer à vider le rectum au moyen d'un lavement ordinaire.

N° 307. — *Liqueur arsénicale de Fowler.*

Acide arsénieux.......................... 5 grammes.
Carbonate de potasse..................... 5 —
Eau distillée............................ 500 —
Alcool de mélisse........................ 16 —

Cette liqueur contient un centième de son poids d'acide arsénieux. — 5 à 10 gouttes dans le courant de la journée et dans un verre d'eau sucrée.

N° 308. — *Liqueur arsénicale de Devergie.*

M. le Dr Devergie trouve la solution de Fowler dangereuse et l'étend davantage d'eau.

Pour la même quantité d'eau, — il met, au lieu de 5 grammes d'acide arsénieux, — 10 centigrammes seulement.

Chaque 5 grammes de solution contient donc 1 milligramme d'acide arsénieux.

Ainsi, là où on ordonnera pour la liqueur de Fowler 1 gramme de solution ou 1 centigramme d'acide arsénieux, — on pourra en ordonner 50 grammes de celle de Devergie. — Nous pensons que M. Devergie est tombé dans un excès contraire, et qu'il aurait pu préparer la solution ainsi :

Acide arsénieux. 1 gramme.
Carbonate de potasse. . . . . 1 —
Eau distillée. 1000 —
Alcool de mélisse . . . . 30 —

chaque gramme de solution contiendrait 1 millième. Elle serait donc dix fois moins forte que celle de FOWLER, et pourrait convenir ainsi à ceux qui emploient le traitement du Dr BOUDIN.

L'on n'aurait ainsi qu'une seule solution pour tous les traitements par l'arsénic.

Nº 309. — *Formule d'iodure d'arsénic* (THOMPSON).

Iodure d'arsénic. . . . . 5 centigrammes.
Extrait de ciguë. . . . . 1 gramme.

faites de mélange 10 pilules, dont on en prend une toutes les huit heures. Contre le cancer du sein, la lèpre, l'impetigo.

<hr>

DES MÉDICAMENTS SPÉCIAUX.

Page 10 de cette Notice, nous avons expliqué ce qu'il fallait entendre par cette désignation.

Nº 310. — *Des sudorifiques.*

On les divise en sudorifiques altérants, et sudorifiques proprement dits. — Pour ces derniers, qui sont les fleurs de sureau, de coquelicot, bourrache, mauve, thé, etc., — nous renverrons à ce que nous avons dit de ces plantes.

Nº 311. — *Des sulfureux,* — *ou composés à base de soufre.*

Le soufre, l'acide sulfureux, les sulfures alcalins de chaux, de soude ou de potasse, sont les seules préparations sulfureuses employées en médecine.

Nº 312 — *Formules avec le soufre.*

Le soufre a peu d'action, et il paraît même ne devoir celle qu'on lui reconnaît à la longue qu'à la présence de l'acide sulfureux. On a fait plusieurs pommades avec la fleur de soufre, et on recommande cependant le soufre lavé; l'action de ces pommades serait donc alors nulle.

Nº 313. — *Pommade antipsorique.*

Soufre lavé. . . . . 60 grammes.
Hydrochlorate d'ammoniaque . . . . 1 —
Alun pulvérisé. 1 —
Graisse de porc . . . . 250 —

faites selon l'art.

Nº 314. — *Cérat soufré.*

Cérat . . . . 30 grammes.
Fleur de soufre lavé. . . . . de 4 à 8 —

Nº 315. — *Acide sulfureux.*

Il n'est employé qu'à l'état de gaz sulfureux, et constitue ce qu'on appelle le bain sulfureux sec qu'il ne faut pas confondre avec le bain à base de sulfures alcalins. Ordinairement on projette 8 à 16 grammes de fleur de soufre sur une plaque de fonte rougie, et on dirige la vapeur qui en résulte dans une caisse dans laquelle est placé le malade, sauf la tête, afin qu'il ne respire pas cette vapeur qui le suffoquerait. Ces bains conviennent spécialement dans les gales invétérées, les dartres chroniques, indolentes, etc., etc.

Nº 316. — *Sulfures alcalins.*

Leur usage le plus étendu est à l'extérieur en bains ou en pommades.

Nº 317. — *Bain au sulfure de potasse.*

On ajoute à la baignoire de 150 à 200 grammes de sulfure de potasse jaune, foie de soufre, — ou polysulfure de potassium. — La dose peut être moin-

dre de 125 à 150 grammes, c'est même la dose habituelle ; mais ces sulfures
sont en général si mal faits et si peu actifs qu'ils offrent beaucoup d'inconvénients en échange de peu d'action. Il n'en est pas de même de ceux connus aujourd'hui en médecine sous le nom de bains inodores de QUESNEVILLE.

N° 318. — *Bains de Barèges inodores du* Dr QUESNEVILLE.

Ce bain a la composition des eaux de Barèges des Pyrénées ; en effet, le sel
qui le compose est celui que l'analyse a démontré exister dans ces eaux sulfureuses. Ces bains possèdent une action très-énergique, et n'ont pas l'inconvénient de tacher le linge et de répandre une odeur désagréable. Ils seraient complètement inodores si l'eau de la baignoire avait été portée à
l'ébullition.

Les bains de Barèges du Dr QUESNEVILLE sont donc un progrès incontesté
pour la thérapeutique, et quoique leur prix soit plus élevé que les bains de
sulfure de potasse, comme ils ont une action trois fois plus grande, la différence est plus que compensée. — Ces bains se délivrent en pharmacie, sous
le cachet du Dr QUESNEVILLE, qui en a été le propagateur le plus actif.

No 319. — *Pommade de Barèges du* Dr QUESNEVILLE.

Avec le même sel de Barèges, qui forme la base des bains, on compose une
pommade qui a une action très-puissante. — Lorsqu'elle irrite, il faut alors
l'étendre, soit avec de la graisse, du beurre ou du cérat.

N° 320. — *Sirop d'hyposulfite de soude* (Dr QUESNEVILLE).

L'hyposulfite de soude (sulfite sulfuré de soude) a été employé avec succès
par BIETT dans le traitement de plusieurs affections chroniques de la peau, et
notamment contre l'eczéma et le lichen. Abandonné pendant longtemps, il
a été remis en faveur par le Dr QUESNEVILLE, qui en a composé un sirop qui
réussit très-bien : aujourd'hui, bien mieux que du temps de BIETT, on prépare l'hyposulfite de soude dans un état de pureté très-grand, car les be-
soins de la photographie ont nécessité cette perfection , aussi la préparation
médicale y a-t-elle gagné. Voici comment peut s'expliquer l'action favorable
de l'hyposulfite de soude qui, pris à haute dose, purge comme le sulfate de
soude, tandis que, administré à petite dose, il est un excellent anti-dar-
treux. — L'hyposulfite de soude en contact avec le suc gastrique est décomposé, et le soufre à l'état naissant qui se précipite est absorbé et entraîné
dans le torrent de la circulation. — On sait, en effet, que les hyposulfites
abandonnent du soufre au contact des liquides acides, en dégageant de l'acide
sulfureux. On doit le prendre au moment des repas, une cuillerée suffit.

521. — *Sirop de polysulfure de potassium (sirop minéral sulfureux de CROSNIER).*

Voici ce que dit de l'action phisiologique et thérapeutique du polysulfure
de potassium à l'intérieur, le Dr GALTER , dans son excellent Traité auquel
nous avons plus d'une fois emprunté, la rédaction claire et concise.

« Le polysulfure de potassium solide, donné à l'intérieur à la dose de 5 à
20 centigrammes, agit comme stimulant général. Il accélère la digestion,
provoque assez souvent des nausées, des vomissements, quelquefois même
des déjections alvines, donne plus de force, plus de fréquence au pouls, augmente la chaleur à la peau, la transpiration, et quelquefois la sécrétion urinaire. Il excite aussi les membranes muqueuses et diminue, dit-on, la visco-
sité des crachats ; aussi a-t-il été préconisé dans les affections catarrhales et
surtout les bronchites chroniques, l'asthme humide, la phthisie muqueuse et
même dans le croup, par WILLIS et CHAUSSIER, qui le donnaient sous forme
sirupeuse. »

Le polysulfure de potassium, administré à l'intérieur, a une autre propriété
fort importante, c'est de remplacer les eaux de Barèges, des Pyrénées, que
l'on va boire à grands frais à 200 lieues de chez soi, tandis que l'on peut
les remplacer si facilement par l'usage du sirop minéral sulfureux de CROS-

NIER. Deux cuillerées à bouche de ce sirop représentent, pour l'action thérapeutique, une bouteille d'eau sulfureuse naturelle des plus actives. — Au lieu donc de se gorger d'eau fade et puante, il est bien préférable de faire usage du sirop CROSNIER qui remplit les mêmes indications.

M. CROSNIER a eu l'heureuse idée de prendre pour excipient de son sirop l'eau de goudron, dans laquelle il fait fondre le sucre et le polysulfure de potassium. — Cette addition, d'un liquide qui, ainsi que nous l'avons indiqué, *page 50*, a une action favorable dans la première période de la phthisie, achève de classer ce médicament parmi ceux qui, par leur utilité et leur vertu bien manifeste, ont pris rang dans la thérapeutique.

Nº 322. — *Bain alcalin.*

Carbonate de soude. . . . . 250 grammes.
Eau . . . . 6 voies.
dans les affections chroniques de la peau.

Nº 323. — *Pommade alcaline.*

Sous-carbonate de potasse . . . . 10 grammes.
Axonge balsamique. . . . . 40 —
dans les affections papuleuses et le porrigo.

Nº 324. — *Poudre des frères MAHON, contre la teigne.*

Cendres de bois neuf . . . . 400 grammes.
Charbon porphirisé . . . . 50 —
on saupoudre chaque jour la tête du malade avec cette poudre.

DES DÉPURATIFS.

Nous avons indiqué, à la *page 19*, quelle était l'action des dépuratifs. Il nous reste à signaler ceux qui ont les vertus les plus prononcées, et que, de tout temps, les médecins ordonnent tout en ne croyant pas beaucoup à leur vertu. Vient d'abord le sirop de CUISINIER, le rob LAFFECTEUR, le sirop régénérateur de DUPONT, qui a eu aussi sa célébrité, et le sirop dépuratif de LARREY. — Commençons d'abord par le rob de LAFFECTEUR, ou de BOYVEAU-LAFFECTEUR, *ad libitum.* Après le sirop de CUISINIER, c'est celui qui a eu le plus de vogue, et même aujourd'hui on a délaissé le sirop de CUISINIER et on ordonne toujours le rob BOYVEAU-LAFFECTEUR. La publicité faite pour ce médicament lui vaut-elle seule cette préférence, nous ne le pensons pas ; si nous devons en croire les discussions académiques, les certificats nombreux de médecins qui l'ordonnent, les attestations des malades eux-mêmes.

Selon les plus enthousiastes, — le rob de BOYVEAU-LAFFECTEUR est surtout utile pour guérir radicalement, et en peu de temps, les flueurs blanches acrimonieuses, les écoulements contagieux, nouveaux ou anciens, qui contrarient si violemment les jeunes gens, et pour lesquels ils emploient des injections énergiques toujours dangereuses. Le rob, selon ces enthousiastes, guérit surtout les maladies syphilitiques que l'on désigne sous les noms de primitives, secondaires et tertiares. Cette dernière espèce survient, on le sait, quelquefois vingt ans après les premiers symptômes que l'on croyait annulés.

Comment agit le rob LAFFECTEUR ? est-il vraiment un spécifique de la syphilis, ou n'agit-il que comme dérivatif, et pourrait-on obtenir les mêmes effets avec le sirop de salsepareille ou autres de même nature ? Enfin, faut-il, comme les incrédules, dire qu'il ne guérit rien, et que ceux qui ont été guéris par le rob se trompent. Nous pensons que les attestations, en faveur du rob, sont assez honorables pour y avoir confiance, et qu'il serait seulement à désirer que des expériences cliniques, faites par *des hommes de bonne foi,* missent fin à une polémique qui nuit à la science et surtout aux malades.

Nº 325. — *Sirop de CUISINIER.*

Voici la formule de ce sirop qui est restée longtemps secrète et qui n'a eu de vogue que lorsqu'il était un médicament dont la composition était ignorée. — Une fois la recette publiée et dans le domaine public, il n'en a plus été question, et cependant ses effets sont toujours les mêmes qu'ils étaient.

Salsepareille	1000 grammes.
Bourrache	64 —
Roses pâles	64 —
Séné	64 —
Anis	64 —
Sucre	1000 —
Miel blanc	1000 —

faites selon l'art. A prendre de 64 à 125 grammes par jour. Par cuillerée ou dans une tisane sudorifique.

Nº 526. — *Sirop de* LARREY.

Salsepareille	2000 grammes.
Baies sèches de sureau	1000 —
Gaïac	500 —
Squine	50 —
Sassafras	50 —
Bourrache	60 —
Follicules de séné	60 —
Sucre	12000 —
Eau	quantité suffisante.

faites selon l'art.

On y ajoute quelquefois, mais par ordonnance spéciale du médecin, par 500 grammes de sirop, 25 centigrammes d'extrait gommeux d'opium, et autant de sublimé corrosif et d'hydrochlorate d'ammoniaque ; mais, dans ce cas, ce ne sera plus un dépuratif dans l'acception du mot.

Nº 327. — *Régénérateur du sang de* DUPONT *et pilules du* Dr VAUME.

Le sirop régénérateur du sang du Dr DUPONT a, comme le sirop de CUISINIER et le rob LAFFECTEUR, possédé une vogue très-grande. — C'était le *dépuratif* que l'on préférait surtout dans le traitement des *dartres*, des *maladies internes qui en dépendent, de celles qui proviennent d'un sang appauvri des maladies laiteuses* et de *celles humorales.* — Si nous disons un mot de ce dépuratif et des pilules du Dr VAUME, c'est qu'ils possèdent toujours en France et dans les colonies une grande vogue et une réputation qui n'a pas dégénéré. Ce dépuratif en vaut en effet un autre, composé comme les dépuratifs actuels que la médecine ordonne toujours, il a sur eux l'avantage d'une préparation consciencieuse; les matières de premier choix, la coction bien entendue de ces matières pour en faire un extrait complet donnent en effet à ce dépuratif une préférence sur les autres produits de même nature.

Quant aux dragées du Dr VAUME, elles ont reçus de la plupart des corps savants une approbation complète. « La préparation, indiquée par M. VAUME, disait CHAUSSIER, n'est point âcre ou caustique, puisqu'elle ne contient aucun sel acide ou corrosif, aucun oxide métallique : ainsi elle ne peut être dangereuse... Il est évident qu'elle peut être utile pour le traitement des maladies vénériennes. »

La vogue, quoiqu'on dise, ne s'achète pas toujours par la publicité. — La réclame peut aider à propager un médicament, mais elle n'en fait pas la réputation, et pendant trente ans, on ne peut abuser le public par les mêmes moyens. Le régénérateur DUPONT et les pilules de VAUME sont de bons dépuratifs fabriqués avec un soin extrême, et le médecin peut les ordonner sans crainte, comme disait CHAUSSIER. Que lui importe après tout l'espèce de secret gardé par l'auteur ! ce qu'il doit voir c'est le résultat qu'il obtiendra de leur emploi; confiés pour la préparation aux mains habiles et consciencieuses qui préparent l'elixir de GUILLÉ; c'est pour ces médicaments encore une garantie de plus. *Voir page 92.*

DES DIURÉTIQUES.

Nº 528. — *Diurétiques végétaux.*

Les préparations de scille sont, de tous les diurétiques, celles qui ont l'action la plus sûre et dont on retire les meilleurs effets dans les diverses hydropisies; — on les associe presque toujours à la digitale qui est aussi un des meilleurs diurétiques. — C'est ordinairement la teinture de scille que l'on mêle avec partie égale de teinture de digitale, que l'on emploie réunies à la dose de 4 grammes dans une potion de 125 grammes.

Nº 529. — *Poudre diurétique.*

Poudre de digitale. . . . . 1 gramme.
Scille. . . . . 1 —
Oléo-saccharum de genièvre. . . . . 10 —

faites selon l'art une poudre divisée en 20 doses. Contre les hydropisies passives, 1 dose toutes les heures.

Nº 530. — *Pilules diurétiques.*

Scille en poudre. . . . . 1 gramme.
Digitale. . . . . 5 décigrammes.
Calomel. . . . . 5 —
Sirop de gomme. . . . . quantité suffisante.

faites 20 pilules. De 2 à 4 par jour.

Nº 531. — *Pilules diurétiques hydragogues.*

Scille. . . . . ⎫
Digitale. . . . . ⎬ 5 grammes.
Scammonée. . . . . ⎭
Sirop de gomme. . . . . quantité suffisante.

faites selon l'art 100 pilules. On en prendra de 2 à 12 par jour, jusqu'à effet diurétique et purgatif bien prononcé.

Ces pilules sont très-efficaces et donnent des résultats inespérés.

Nº 532. — *Lavement diurétique.*

Digitale. . . . . ⎫ 2 grammes.
Scille. . . . . ⎭

faites bouillir pendant 10 minutes dans quantité suffisante d'eau, et après avoir passé ajoutez : laudanum Rousseau, 6 gouttes.

Nº 533. — *Frictions diurétiques.*

Teinture de scille . . . . 50 grammes.
— de digitale. . . . . 50 —

mêlez. En frictions sur l'abdomen et sur les cuisses, dans l'hydropisie. On remplace quelquefois, dans les hôpitaux de Paris, la teinture de scille par le vin scillitique.

Beaucoup d'autres végétaux passent pour diurétiques et poussent en effet aux urines; il suffit, pour les végétaux qui ne sont pas irritants, comme la pariétaire, l'asperge, le petit houx, les racines d'ache, l'arrête-bœuf, etc., etc., de les prendre en tisane.

Nº 534. — *Sirop de pointes d'asperges, préparé par* JOHNSON.

Parmi les diurétiques que nous venons de citer, l'asperge paraît avoir des propriétés toutes particulières qui, depuis longtemps, ont été signalées par les médecins. BROUSSAIS, qui n'était pas seulement le hardi réformateur que nous connaissons tous, mais aussi un clinicien attentif parfaitement au courant de tous les remèdes et médicaments de la thérapeutique, avait signalé l'asperge comme un précieux adjuvant dans les maladies du cœur.

« Le sirop que l'on prépare avec les pointes d'asperges, dit-il quelque part dans les Annales de la médecine physiologique, jouit, d'après notre observation particulière, de la propriété de ralentir les pulsations du cœur sans irriter l'estomac. »

Puis, comme ce qu'il écrivait, il savait le soutenir en face de ses confrères il dit lui-même en pleine Académie qu'il avait pleine confiance dans les ressources de ce médicament, et qu'il avait même, de concert avec M. JOHNSON, posé les bases de cette préparation, afin qu'elle fût toujours identique et d'un effet constant dans son emploi. M. le Dr MARTIN-SOLON, rapporteur de la commission chargée de rendre compte de ce sirop, à l'Académie de médecine, s'exprimait ainsi au sujet de ce médicament : « Nous avons fréquemment employé ce sirop à l'hôpital Beaujon, et nous avons vu abaisser d'une manière très-notable le nombre des battements du cœur dans les palpitations nerveuses, dans les cas d'hypertrophie.

» Nous avons, ajoute-t-il, ainsi que plusieurs praticiens, constaté l'effet diurétique du sirop Johnson dans plusieurs hydropisies. »

Les propriétés bien positives de ce sirop ont été constatées aussi dans le service de M. ANDRAL, à l'hôpital de la Charité, et il a, ainsi que d'autres médecins des hôpitaux, reconnu son influence favorable sur les phthisiques. On a remarqué, en effet, que ces derniers, soumis à l'usage du sirop Johnson, voyaient la sécrétion de leurs urines augmenter, et que cette augmentation concordait avec la diminution dans la quantité des matières expectorées et à l'amoindrissement graduel de la toux et des phénomènes que l'on perçoit par l'auscultation. Ajoutons, pour terminer, que le Codex de 1837 a mis le sirop de pointes d'asperges au nombre des préparations qui sont reconnues officinales par la commission composée des membres de la Faculté de médecine et de l'École de pharmacie.

Nº 235. — *Diurétiques salins.*

En première ligne, il faut placer le nitre, qui s'administre à la dose de 6 décigrammes à 2 grammes, dans un litre de tisane.

Nº 336. — *Vin nitré.*

Vin blanc de Chablis. . . . . 500 grammes.
Sel de nitre. . . . . 2 —
à prendre dans la journée, pur ou étendu d'eau.

Nº 337. — *Petit-lait nitré.*

Petit-lait clarifié . . . . 1 litre.
Sel de nitre . . . . 1 gramme.
par tasses dans la journée.

Nº 338. — *Tisane nitrée.*

Tisane de chiendent. . . . . 500 grammes.
Émulsion simple. . . . . 500 —
Sel de nitre . . . . 2 —
sucrez la tisane à prendre par petites tasses dans la journée.

DES VOMITIFS ET DES PRÉPARATIONS D'ANTIMOINE.

Nº 339. — *De l'émétique.*

Le tartre stibié ou émétique est le vomitif le plus sûr et aussi le plus employé. Il est passé même dans les mœurs. Le tartre stibié s'administre à la dose de 5 à 15 centigrammes dissout dans 2 ou 3 tasses d'eau, données en 2 ou 3 fois, à 1/4 ou 1/2 heure de distance. On favorise le vomissement par les boissons tièdes, l'eau seule, un infusé aromatique, mucilagineux.

Nº 540. — *Potion vomitive.*

Émétique. . . . . 5 centigrammes ou 1 grain.
Sirop de fleurs d'oranger . . . . 32 grammes.
Eau distillée de tilleul . . . . 180 —
Pour un adulte : à prendre en deux doses le matin à jeûn.

Nº 541. — *Potion kermétisée.*

Kermès . . . . 10 centigrammes ou 2 grains.
Gomme arabique. . . . . 4 grammes.
Sirop de fleurs d'oranger. . . . . . . 30 —
Eau distillée . . . . 125 —
Cette dernière potion n'est pas donnée comme vomitive, mais comme béchique, expectorante, dans les catarrhes chroniques, vers la fin des bronchites, des pneumonies. Le looch blanc pourrait servir d'excipient.

Nº 342. — *Préparations d'antimoine comme contre-stimulantes.*

Les préparations d'antimoine sont ordonnées à haute dose et agissent alors comme contre-stimulant. D'après les médecins RASORIENS, d'où vient la désignation de méthode rasorienne, l'émétique à haute dose l'emporterait sur les saignées comme sédatif de la circulation, ce serait le meilleur antiphlogistique ou hyposthénique. La pneumonie est la maladie sthénique où l'émétique compte le plus de succès. Puis viendrait le rhumatisme articulaire aigu ; mais on est moins d'accord sur ses succès en cette circonstance.

Comme contre-stimulant, l'émétique se donne à la dose de 20 à 30 centigrammes, et progressivement à celle de 1 à 2 grammes et plus dans les 24 heures. On le dissout dans 180 grammes de potion, d'infusé de feuilles d'oranger ou de tilleul, qu'on administre par cuillerées toutes les 1/2 ou 2 heures. Quoiqu'il y ait soif, il ne faut pas donner de boissons qui provoqueraient des vomissements. On peut l'apaiser par quelques tranches d'orange, ou sirop acide.

Nº 343. — *Julep contre-stimulant* (LAËNNEC).

Émétique. . . . . 5 décigrammes.
Infusion de feuilles d'oranger. 150   —
Sirop de sucre 40   —

une cuillerée tous les quarts-d'heure, dans le traitement de la pneumonie, de l'hépatite, et en général dans les inflammations parenchymateuses.

Nº 344. *Looch contre-stimulant.*

Looch blanc du Codex. . . . . 150 grammes.
Kermès minéral. 1   —

à prendre par cuillerées toutes les deux heures. Agiter chaque fois.

Nº 345. — *Looch contre-stimulant* (TROUSSEAU).

Looch blanc du Codex. . . . . 150 grammes.
Antimoine diaphoritique lavé 4   —

une cuillerée toutes les deux heures. Agiter la fiole chaque fois.

Nº 346. — *Émétique comme purgatif.*

L'émétique, administré à la dose 1 ou 2 grains, 5 à 10 centigrammes, dans un litre de véhicule aqueux, est un des meilleurs purgatifs. On connaît sous le nom de veau émétisé, orge émétisée, bouillon aux herbes émétisé, émétique en lavage des boissons préparées avec un litre ou de bouillon de veau, ou de tisane d'orge, ou de bouillon aux herbes, dans lesquelles on ajoute 5 centigrammes d'émétique ; on les boit par petites tasses, dans la matinée, jusqu'à effet purgatif suffisant.

Nº 347. — *Médecine de Napoléon* (CORVISART).

Crème de tartre soluble . . . . 30 grammes.
Émétique. . . . . 25 milligrammes.
Sucre 60   —
Eau 1000   —

à prendre par verre.

Nº 348. — *Des vomitifs végétaux.*

L'ipécacuanha est à peu près le seul vomitif employé dans la médecine des enfants. Il est moins sûr que l'émétique, mais aussi son action est plus douce ; — c'est ordinairement le sirop d'ipécacuanha dont on se sert, — à la dose de 15 grammes de sirop en deux fois ; le médicament agit suffisamment pour un enfant de trois ans.

Quand on ordonne la poudre d'ipécacuanha, — c'est depuis 1/2 à 1 gramme, en deux ou trois doses, suspendu dans une potion ou de l'eau tiède. Mais le sirop est plus sûr, car, étant fait avec l'extrait, on n'a pas à craindre que l'ipécacuanha soit de mauvais choix, ce qui rend souvent son action incomplète.

DES PURGATIFS.

A la *page 11* de ce Traité, nous avons déjà consacré un long chapitre aux purgatifs. — Il nous reste à signaler ceux des purgatifs le plus souvent employés, et quelques formules qui y ont rapport. Ainsi que nous l'avons dit, on divise les purgatifs en laxatifs, salins et drastiques.

DES LAXATIFS.

N° 349. — *De la manne.*

On distingue la manne en larmes, la manne en sorte et la manne grasse.

La manne est un laxatif très-doux, indiquée surtout dans les cas d'inflammation des intestins.

La manne en larmes ou en sorte s'administre à la dose de 64 à 100 grammes dans 250 d'eau. Quoique cette médecine soit des plus douces, elle n'en cause pas moins du dégoût aux malades, et il est souvent impossible de la faire prendre aux enfants à cause de son goût nauseux et fade. Heureusement que l'on a isolé de la manne une substance blanche, cristallisée et sucrée comme du sucre de canne, n'ayant aucun goût désagréable et qui purge mieux que la manne, en étant le principe actif: cette substance, c'est la mannite, dont nous allons reproduire une Notice que nous avons déjà adressée aux médecins en les engageant à fixer leur attention sur cette méthode si commode de purger les enfants. Voici cette Notice :

N° 350. — *Mannite pure, purgatif des femmes et des enfants,*
préparée par le Dr QUESNEVILLE.

La mannite, ou partie purgative (1) de la manne, est un laxatif doux qui convient aux femmes, aux enfants, aux personnes délicates et d'un tempérament irritable. Elle est précieuse surtout et ne peut être remplacée par aucun autre purgatif dans les inflammations des intestins, et dans les affections catarrhales chroniques, cas dans lesquels d'autres purgatifs pourraient aggraver les accidents. C'est la plus douce des purgations, aussi convient-elle encore dans les affections de poitrine, dans les maladies des nouvelles accouchées, car elle ne détermine aucune irritation et n'a pas l'inconvénient de laisser après elle de la constipation. Les enfants si difficiles à purger la prennent sans s'en apercevoir. Il suffit pour cela, et c'est même la manière de prendre ce médicament, de la faire fondre dans quatre à cinq fois son poids d'eau chaude ou d'une fusion quelconque, ou mieux de lait, ou dans le chocolat en déjeûnant, et de prendre en une seule fois ; comme la mannite sucre aussi bien que le sucre de canne, il est inutile d'ajouter du sucre. Si c'est dans l'eau que l'on veut prendre la mannite, on pourra, pour la rendre plus agréable, ajouter ou de l'eau de fleur d'oranger, ou quelques gouttes de jus de citron et boire chaud, car, en se refroidissant, la mannite cristalliserait et resterait au fond du vase.

Au bout de quelques heures, trois ou quatre au plus, plusieurs selles annonceront que le purgatif a fait son effet. Pour les grandes personnes, la dose entière de 50 grammes suffit. — Pour les enfants, la demi-dose est de 25 grammes, et, au-dessous de deux et trois ans, le quart de la dose entière.

La mannite, telle que nous la renfermons dans des flacons munis de notre cachet et de notre étiquette, est entièrement pure et n'est additionnée d'aucune substance purgative destinée à en augmenter l'action.

---

(1) SOUBEIRAN, *Traité de Pharmacie,* s'exprime ainsi sur ce purgatif :

« La mannite est la partie purgative de la manne ; c'est un médicament agréable qui convient parfaitement aux femmes et aux enfants. »

BOUCHARDAT, dans son *Formulaire* et dans sa *Matière médicale,* dit aussi :

« D'après les expériences de M. MAGENDIE, c'est la mannite qui est le principe purgatif de la manne ; elle a l'avantage sur cette dernière de ne pas avoir de saveur nauséeuse. *Contrairement à l'opinion généralement admise,* les matières grasses et incristallisables de la manne ne purgent pas plus que la mannite. »

Nº 351. — *Potion purgative à la manne.*

Séné	6 grammes.
Sulfate de soude	16 —
Manne	60 —
Eau bouillante	100 —

Cette formule est suivie dans les hôpitaux d'après le formulaire qui prend cette désignation.

Nº 352. — *Autre.*

Manne en larmes	50 grammes.
Petit-lait	100 —

Nº 353. — *Potion laxative.*

Manne en larmes	50 grammes.
A faire dissoudre dans eau	100 —
Casse cuite	30 —
Huile d'amandes douces	30 —

une cuillerée à bouche toutes les demi-heures, à jeûn.

Nº 354. — *Huile de ricin.*

Très-bon purgatif, mais désagréable à prendre. Il faut avoir soin qu'elle soit récente; on l'associe quelquefois à l'huile d'amandes douces; — on la donne depuis 15 jusqu'à 60 grammes, dans du bouillon, du lait, etc.

Nº 355. — *Potion purgative de* Cruveilher.

Huile d'amandes douces	
Huile de ricin . . . . } 30 grammes.
Sirop de guimauve	

à prendre en une ou deux fois. Dans les cas de péritonite puerpérale.

Nº 356. — *Lavement d'huile de ricin.*

Huile de ricin	50 grammes.
Décoction de guimauve	300 —

Nº 357. — *Autre.*

Huile de ricin	50 grammes.
Miel commun	30 —
Décoction de guimauve	300 —

PURGATIFS SALINS OU CATHARTIQUES.

Nº 358. — *Sels de magnésie.*

On se purge tour à tour avec la magnésie calcinée ou son carbonate, le sulfate de magnésie, le citrate de magnésie et même le tartrate de magnésie.

La magnésie calcinée se prend à la dose de 8 à 16 grammes, suspendue dans un véhicule ou une potion; c'est plutôt contre les aigreurs de l'estomac que l'on prend la magnésie calcinée en France, mais en Angleterre on ne se purge pas autrement.

Le carbonate de magnésie s'emploie de la même manière, mais à dose double. On fait avec le carbonate de magnésie une eau gazeuse qui renferme, en solution, dans un excès d'acide carbonique, 8 grammes de carbonate de magnésie par bouteille. C'est un bicarbonate de magnésie avec excès d'acide carbonique. A cette dose, le purgatif échoue quelquefois.

Le sulfate de magnésie est le plus employé. Il purge bien à la dose de 40 grammes.

On rend le sulfate de magnésie plus agréable à prendre, en faisant avec ce sel une espèce de limonade avec du sirop de limon. Quand on veut la rendre gazeuse, on ajoute un peu de bicarbonate de soude et d'acide tartrique, et on boit au moment de l'effervescence.

Enfin, il y a le citrate de magnésie que M. ROGÉ a fait connaître, et qui a obtenu une vogue très-grande. Nous allons même publier, à cause de cette vogue, les divers rapports des organes scientifiques qui la justifient.

No 359. — *Limonade purgative de* ROGÉ, *au citrate de magnésie, et poudre pour la préparer.*

Le meilleur moyen de faire connaître le purgatif de M. ROGÉ, est d'exposer ci-après les jugements et appréciations divers dont il a été l'objet.

M. SOUBEIRAN, professeur à l'école de pharmacie et aujourd'hui à l'école de médecine, dans son rapport à l'Académie de médecine, sur la limonade de ROGÉ au citrate de magnésie, s'exprimait ainsi :

« On voit, d'après ces expériences, que la généralité des faits parle en faveur du citrate de magnésie; que ce médicament ressemble, par sa saveur, à une véritable limonade, comme nous l'avons constaté par une dégustation attentive; qu'il purge aussi bien que l'eau de sedlitz ordinaire; que, par son goût agréable, il devient un puissant moyen de vaincre la répugnance d'un grand nombre de malades pour les purgatifs; qu'il n'occasionne ni soif, ni épreintes, ni coliques, si ce n'est très-légères; que, par conséquent, on peut dire de lui qu'il agit *tuto et jucunde* (sûrement et agréablement). »

En 1849, lors de l'exposition des produits de l'industrie nationale, sur le rapport de MM. BALLARD et PELIGOT, membres de l'Institut, la commission des récompenses a décerné une médaille de bronze à M. ROGÉ pour la préparation de son citrate de magnésie, qui remplace si avantageusement l'eau de sedlitz.

Le *Journal des Connaissances médico-chirurgicales,* dans son numéro du 15 juillet 1852, s'exprime ainsi dans un article sur le citrate de magnésie comme purgatif, et particulièrement sur la poudre purgative de ROGÉ :

« Une expérience de cinq années, faite sur la plus grande échelle possible, a confirmé l'opinion de M. SOUBEIRAN et celle de l'Académie de médecine. Le citrate de magnésie s'est popularisé avec une promptitude et une généralité bien rares dans l'histoire de la thérapeutique, et à l'encontre de ces médicaments que le caprice de la mode soutient un instant pour les laisser retomber ensuite dans un juste oubli, le *sel de Rogé* se répand de plus en plus dans la pratique de l'art, et voit sa légitime réputation se confirmer de plus en plus... M. ROGÉ a trouvé l'heureux moyen de réunir, sous un petit volume et sous la forme pulvérulente, tous les éléments qui constituent sa limonade purgative, moins l'eau, dont la simple addition suffit pour que, en tout temps comme en tout lieu, on obtienne, au moment même du besoin, une limonade purgative au citrate de magnésie tout-à-fait identique à celle qui a fait l'objet de l'examen et de l'approbation de l'Académie de médecine... Purger sûrement et agréablement était un problème cherché depuis long-temps, et que M. ROGÉ a parfaitement résolu.

No 360. — *Sulfate de soude.*

Sel d'epsum de Lorraine, sel de glauber; — c'est un purgatif très-doux, dont l'effet a lieu au bout de 3 à 4 heures; les selles se succèdent rapidement; il n'est point irritant. Il convient dans les mêmes cas que le sulfate de magnésie et s'administre aux mêmes doses.

No 361. — *Suc d'herbes purgatif.*

Suc de bourrache et de chicorée. . . . . 125 grammes.
Sulfate de soude. . . . . 16 —
à prendre en une seule fois, le matin à jeûn.

No 362. — *Lavement purgatif.*

Décoction de guimauve. . . . . 500 grammes.
Sulfate de soude. . . . . de 30 à 60 —

No 363. — *Phosphate de soude.*

très-bon purgatif, peu sapide et moins désagréable à prendre que les sels précédents. Purge à la dose de 40 à 50 grammes.

N° 364. — *Tartrate de potasse e tde soude, ou sel seignette.*

Purge de la même manière que les précédents.

N° 365. — *Crème de tartre soluble.*

Ce sel, à la dose de 30 grammes, purge complètement. On en fait un purgatif agréable en l'aromatisant avec quelques fragments d'écorce de citron, et ajoutant du sucre à la liqueur, soit pour 500 grammes d'eau 30 grammes sucre et autant de crème tartre soluble, et prenant le matin par verre de quart-d'heure en quart-d'heure.

Émétique.

Page 86, nous avons parlé de ce sel comme purgatif; nous y renverrons le lecteur.

N° 364. — *Mercure doux porphyrisé lavé.*

Étant inodore et insipide, son administration est facile aux enfants, et on les purge souvent ainsi. On le donne, soit incorporé dans du miel, soit sous forme de pastilles ou pilules, associé à des extraits, à des purgatifs, à des poudres inertes. Son action est douce, non irritante. Il paraît agir principalement sur les petits intestins. Son action, quoique très-prompte, peut durer de douze à vingt heures, quelquefois davantage. Lorsqu'on veut avoir un effet plus prompt, plus constant, on l'associe au jalap, à la rhubarbe. Son séjour dans l'organisme étant moins prolongé; on prévient ainsi la salivation. La dose purgative est variable; ordinairement elle est de 40 centigrammes à 1 gramme pour l'adulte, et de 20 à 30 centigrammes pour les enfants de 4 à 8 ans. On donne cette dose en deux fois, à une demi-heure, ou une heure d'intervalle.

DES PURGATIFS DRASTIQUES OU HYDRAGOGUES.

Page 12, nous avons spécifié l'emploi de ces purgatifs, nous y renverrons donc le lecteur et donnerons seulement ici les formules pour ces médicaments.

N° 367. — *De la rhubarbe.*

La rhubarbe de Chine est la plus estimée; sa poudre, d'un très-beau jaune, s'administre, *comme tonique*, de 20 à 60 centigrammes; mais comme purgative de 1 à 2 grammes. Le sirop de rhubarbe que l'on peut prendre au lieu et place de la poudre, représente par 30 grammes de sirop 1 gramme de rhubarbe. La rhubarbe est la base de plusieurs élixirs.

N° 368. — *Du séné.*

C'est un bon purgatif et fréquemment employé, mais qui détermine des coliques d'autant plus vives que le sujet est plus constipé.

N° 369. — *Boisson purgative.*

Séné.	15	grammes.
Faites infuser dans décoction de pruneaux	500	—
Passez et ajoutez miel blanc	50	—

à prendre par verrées dans la matinée. C'est une manière commode et efficace d'administrer le séné.

N° 370. — *Café purgatif au séné.*

Feuilles de séné.	10	grammes.
Faites infuser dans eau.	125	—

passez et préparez avec ce liquide une tasse de café ordinaire, auquel on peut mêler une petite quantité de lait. On sucre à volonté.

Les enfants prennent ce purgatif sans difficulté.

N° 371. *Lavement purgatif au séné.*

Séné.	12	grammes.
Faites bouillir dans eau	500	—
Ajoutez miel de mercuriale.	120	—

On peut encore préparer ce lavement ainsi :

Séné. . . . . 12 grammes.
Sulfate de soude . . . . 15 —
Eau bouillante. . . . . 500 —

Nº 372. — *Du jalap.*

Le jalap est un purgatif assez violent; il provoque des selles séreuses, favorise l'absorption intersticielle; aussi est-il considéré comme purgatif hydragogue.

La dose purgative varie de 1 à 4 grammes pour l'adulte. C'est à la résine qu'i contient qu'il doit sa propriété purgative; aussi est-on plus sûr d'une action constante en employant la résine de jalap. — Cette dernière purge à la dose de 30 à 60 centigrammes chez l'adulte, et à celle de 20 à 30 centigrammes chez les enfants de 4 à 8 ans. Il faut qu'elle soit divisée et associée à des mucilagineux, dans un looch, une potion gommeuse, ou en biscuits.

Nº 373. — *Émulsion purgative.*

Résine de jalap . . . . 4 décigrammes.
délayez dans la moitié d'un jaune d'œuf. Ajoutez :
Lait d'amandes douces . . . . 200 grammes.
Sirop de guimauve. . . . . 30 —
à prendre en une fois; on peut, pour la rendre plus agréable, y ajouter 6 gouttes d'alcoolat de citron.

Nº 374. — *Eau-de-vie allemande.*

Le jalap est la base de plusieurs élixirs purgatifs, et entre autres de l'eau-de-vie allemande, dont nous allons donner la composition :
Jalap . . . . 250 grammes.
Racine turbith. . . . . 30 —
Scammonée d'alep . . . . 64 —
Alcool à 24 d. c. . . . . 3000 —
faites selon l'art. Infusez et filtrez. La liqueur claire est l'élixir; on prend 5 à 10 grammes dans un véhicule convenable, soit 10 grammes avec partie égale de sirop de séné, ou de sirop de nerprun.

Nº 375. — *Poudre purgative.*

Poudre de jalap. . . . . 1 décigramme.
— de rhubarbe. . . . . 5 centigrammes.
— de cannelle . . . . 5 —
mêlez. En une seule dose pour les enfants.

Nº 376. — *De la scammonée.*

C'est un purgatif violent; son action se porte principalement sur l'intestin grêle. Son insipidité la recommande dans la thérapeutique des enfants; la dose est de 50 centigrammes. 1 gramme pour l'adulte.

Nº 377. — *Poudre cathartique.*

Jalap. . . . . 1 gramme.
Scammonée . . . . 1 —
Crème de tartre . . . . 2 —
mêlez. Dose, 2 à 4 grammes. Comme purgatif.

Nº 378. — *Pilules drastiques.* (RAYER).

Jalap en poudre. . . . . 2 grammes.
Scammonée en poudre . . . . 2 —
mêlez, et, avec quantité suffisante de sirop simple, faites 12 pilules, que l'on emploie pour combattre la constipation qui a lieu dans la colique de plomb, 2 à 6 par jour, jusqu'à ce qu'elles aient produit une abondante évacuation.

Nº 379. — *Du Nerprun.*

Les baies de nerprun sont très-purgatives à la dose de 10 à 15. — On en fait un sirop qui seul est employé. — Il purge à la dose de 20 à 60 grammes.

Nᵒ 580. — *De l'aloës.*

L'aloës entre dans un grand nomb.ed'élixirs et de formules pharmaceutiques. Voici la composition des pla .connus.

Nᵒ 581. — *Élixir de propriété* (PARACELSE).

Teinture de myrrhe.	400 grammes.
— de safran.	300 —
— d'aloës.	300 —

mêlez, filtrez, 10 à 50 grammes comme emménagogue. Remède très-efficace.

Nᵒ 582. — *Pilules ante cibum.*

Poudre d'aloës.	24 grammes.
Extrait de quinquina.	12 —
Poudre de cannelle.	4 —
Sirop d'absinthe.	quantité suffisante.

faites selon l'art des pilules de 20 centigrammes. — 1 ou 2 avant le repas

Nᵒ 583. — *Élixir de longue vie.*

Aloës succotrin.	36 grammes.
Racine de gentiane	
Rhubarbe.	
Zedoaire	
Safran	4 —
Agaric blanc	
Thériaque.	
Alcool à 21 degrés.	1728 —

faites selon l'art un élixir. S'administre à la dose de 10 à 50 grammes, comme purgatif et stomachique.

Nᵒ 584. — *Élixir purgatif antiglaireux du Dʳ* GUILLÉ, *de chez* DUPONT.

M. le Dʳ GUILLÉ, médecin de la faculté de Paris, membre de la Légion-d'Honneur, ancien médecin et directeur en chef de l'hospice des jeunes aveugles, homme d'un savoir profond et dont personne dans le corps médical ne voudrait contester le mérite, a beaucoup étudié l'action des médicaments et celle des purgatifs en particulier. La purgation, ce moyen de dérivation si puissant est, en effet, une des études les plus importantes en médecine. — Composer un bon purgatif n'est pas chose facile, le Dʳ GUILLÉ, après bien des tâtonnements y est arrivé, mais, comme un égoïste, il n'a communiqué sa recette qu'à M. DUPONT, son pharmacien, *inde iræ.* — L'école de pharmacie l'a engagé à se mettre en règle avec la loi de l'an XI; mais M. GUILLÉ a répondu que, docteur-médecin, il était maître de sa formule et qu'il était d'ailleurs d'accord avec le *Codex,* sauf que sa recette était meilleure que celle de ce même Codex, ce que les tribunaux eux-mêmes déclarent. Aux persécutions officielles viennent se joindre alors la jalousie des confrères, puis les imitations et les contrefaçons ce dont le public ne paraît pas se préoccuper beaucoup, continuant toujours, depuis 1823, d'aller chez DUPONT, au 12 de la rue Tiquetonne, chercher le purgatif véritable qu'il a adopté et dont il se trouve bien.

Ayant maintenant dans ce Formulaire à signaler les médicaments les plus en vogue, nous n'avons pas à nous occuper de toutes ces questions secondaires, et tout en regrettant le secret gardé sur cette formule, — nous ne pensons pas que ce soit un motif pour le passer sous silence.

L'élixir antiglaireux du Dʳ GUILLÉ est un purgatif de la classe des drastiques, mais son action est habilement mitigée par d'autres purgatifs moins forts, — c'est ce qui le rend si utile quand on veut obtenir promptement tous les effets que l'on peut attendre des drastiques moins leur action irritante.

Suivant le Dʳ GUILLÉ, « ce purgatif peut être administré dans la plus tendre enfance comme dans la vieillesse. Rien n'est plus doux que son effet : il fond, il dissout les humeurs et leur donne issue sans aucune secousse. Il n'est pas nécessaire de suspendre ses occupations ni de changer en rien ses habitudes pour faire usage de ce médicament, dont le goût n'est pas désagréable. Une cuillerée à bouche, prise le matin à jeûn, surtout en hiver et dans les temps humides, détache les glaires et les précipite par le bas, réveille l'appétit et donne du ton à l'estomac.

« Lorsqu'on veut se débarrasser entièrement des glaires et de la pituite qui tracassent les personnes grasses et replètes; on en prend pendant quelques semaines deux cuillerées à bouche le matin à jeûn, à une heure d'intervalle, en buvant après chaque cuillerée un demi-verre d'eau sucrée Il est rare que l'on soit obligé d'ajouter une troisième cuillerée, ce qui n'arrive qu'aux individus difficiles à émouvoir. La dose, pour les enfants au-dessous de douze ans, est moitié de celle ci-dessus indiquée, c'est-à-dire d'une cuillerée à café pour une cuillerée à bouche. »

No 385. — *Gomme gutte.*

C'est un purgatif drastique très-irritant, administrée surtout à haute dose, et lorsqu'elle n'est pas mitigée par des poudres inertes qui en modèrent l'action locale. Elle produit alors des vomissements répétés, des coliques, des tranchées, des superpurgations, et même l'inflammation du canal digestif. C'est dire assez que c'est un purgatif dangereux, et que l'on ne doit administrer que prudemment; mais, comme en thérapeutique, tout peut s'administrer lorsque l'on sait combiner les médications. La gomme gutte ne doit pas être rejetée, car elle a des propriétés qui peuvent la rendre utile.

La gomme gutte provoque une abondante sécrétion de mucosités, les selles sont aqueuses et liquides; aussi est-elle placée parmi les purgatifs hydragogues. Pour les enfants, à la dose de 5 à 10 centigrammes, suspendue dans un looch. Elle purge doucement. La gomme gutte est recommandée surtout dans l'ascite. Elle forme la base des pilules de BONTIUS dont voici la composition :

No 386. — *Pilules de* BONTIUS.

Aloës succotrin. }
Gomme gutte. } 32 grammes.
Gomme ammoniaque . . . . }
Vinaigre de vin blanc. . . . . 192 —
faites selon l'art des pilules de 20 centigrammes. — 2 à 6 par jour.

No 387. — *Pilules d'Anderson, dites grains d'angélique, ou véritables pilules angéliques, préparées par* JOHNSON.

Parmi les purgatifs drastiques, les pilules d'Anderson, dites pilules écossaises, jouissent d'une réputation européenne. Le Dr ANDERSON, médecin de Charles Ier, roi d'Angleterre, les composa pour son souverain, et, depuis, cette origine princière leur a porté bonheur, car toute l'aristocratie anglaise les adopta, et l'Europe entière les connaît aujourd'hui.

Ces pilules sont prises avec succès dans tous les cas où une dérivation est nécessaire; elles ont donc toutes les vertus des purgatifs et de là leur emploi dans une foule de maladies. — Nous ne détaillerons pas les noms de ces maladies, car ce serait vouloir faire, à propos d'un médicament, l'histoire des purgatifs.

En faisant connaître ces pilules sous le nom de leur préparateur M. JOHNSON, nous croyons être utile aux médecins, puisque ce dernier a acquis de la famille ANDERSON elle-même, la véritable formule des pilules Anderson. En thérapeutique, il n'est pas indifférent de bien préparer les médicaments, même les plus simples, et c'est le motif qui nous fait signaler ici les pilules préparées par JOHNSON.

No 388. — *De l'huile d'Épurge.*

Cette huile, quand elle est récente, est incolore ou légèrement jaunâtre, transparente, ayant la consistance de l'huile d'amandes douces, inodore, presque insipide. Elle ne produit pas de chaleur âcre, cuisante à l'arrière-gorge, et a une action purgative très-douce. A la dose de 4 à 8 gouttes, elle purge sans coliques ni ténesmes; mais d'autres praticiens prétendent qu'il faut une quantité plus grande, et que l'on peut aller de 8 à 24 gouttes et même 2 grammes, en l'étendant dans de l'huile d'amandes douces et prenant en trois fois. — Si la première et seconde n'ont pas agi suffisamment, on prend alors la troisième dose et on ne donne ainsi cette quantité que lorsqu'on est certain qu'elle n'est pas trop forte.

Nº 389. — *Huile de croton tiglium.*

Cette huile, bien plus violente que la précédente, s'emploie tout à la fois à l'intérieur et à l'extérieur. *Page 42*, nous avons déjà signalé l'action de cette huile. M. CAVENTOU prépare, avec l'huile de croton tiglium, un savon à base de potasse, et donne des pilules de savon d'huile de croton tiglium. Nous pensons qu'il est préférable d'étendre l'huile de croton tiglium avec de l'huile d'amandes douces, — et de fractionner la dose en trois fois comme avec l'huile d'épurge. Suivant l'action plus ou moins forte des huiles de croton tiglium, qui ne sont pas toujours identiques, une goutte peut suffire, comme 5 à 6 gouttes seront nécessaires.

Une goutte de bonne huile de croton tiglium, mêlée avec 50 grammes d'huile de pavots ou d'œillette, équivaut à 30 grammes d'huile de ricin.

Pour l'usage externe. On emploie l'huile de croton tiglium, en frictions sur l'abdomen, à la dose de 6 gouttes. Cette huile agit comme purgatif et comme irritant pour faire une dérivation intérieure et extérieure, tout à la fois.

DES ANTHELMINTIQUES.

Page 45 de cette Notice, nous avons énuméré quels étaient les anthelmintiques les plus usités; il nous reste à donner les formules.

Nº 390. — *Téniafuges.*

On reconnaît, comme pouvant détruire le ténia, l'écorce de racine de grenadier, le kousso, la fougère mâle et l'huile éthérée que PESCHIER a fait connaître.

L'écorce fraîche de racine de grenadier se prend à la dose de 60 grammes, dont on boit la décoction réduite à 500 grammes de liquide environ; mais, suivant M. GRISOLLES, il faut avoir soin, avant d'en faire la décoction, de la faire macérer pendant douze heures dans l'eau qui doit être portée ensuite à l'ébullition. Quelques praticiens, avant d'administrer cet apozème, purgent avec 60 grammes d'huile de ricin.

Le kousso s'administre à la dose de 20 grammes; on le pulvérise grossièrement et on laisse infuser pendant un quart-d'heure dans 250 grammes d'eau tiède, et on avale le tout, eau et poudre. Au bout d'une heure à peu près, le malade est d'abord purgé et rend ensuite à la troisième ou quatrième évacuation les derniers débris du ténia.

La fougère mâle n'expulse, dit-on, que le ténia non armé (botryocéphale à anneaux courts); mais elle échoue contre le ténia armé, et ce sont les deux préparations précédentes qui, seules, sont puissantes à le chasser des intestins. La fougère mâle s'emploie à la dose de 30 à 50 grammes.

Nº. 391. — *Des vermifuges.*

Parmi les vermifuges, on distingue la mousse de Corse, le semen-contra et la santonine qui est son principe actif, l'absinthe marine, et, parmi les substances minérales, le mercure doux ou calomel.

La mousse de Corse, très-employée dans la médecine des enfants, chasse les vers lombricoïdes. Elle s'administre en infusion à la dose de 5 grammes dans 100 grammes d'eau bouillante, ou plutôt de lait bouillant édulcoré; c'est la dose et la forme la plus convenable pour un enfant de deux ans; on lui fait prendre ce verre de lait le matin à jeûn. — Pour les enfants plus âgés, on peut doubler la dose, et le Formulaire des hôpitaux de Paris porte même la dose jusqu'à 50 grammes. Lorsque l'on ne peut faire prendre cette infusion, ou qu'on veut l'aider par une seconde action, — on administre la mousse de Corse en lavement à la dose de 15 grammes pour 400 grammes d'eau, et on ajoute à la solution passée 50 grammes huile de ricin.

Le semen-contra tient le premier rang comme anthelmintique; mais sa saveur désagréable est un obstacle chez les enfants qui refusent de le prendre. Il s'administre alors en poudre à la dose de 1 à 6 grammes, mélangé avec du miel, et se donne le matin à jeûn, pendant trois jours de suite.

La santonine, ou principe actif du semen-contra, s'administre en tablettes. Voici la formule qui a été donnée :

Santonine. . . . . 4 grammes.
Sucre. . . . . 150 —
Gomme adraganthe. . . . . 2 —

faites selon l'art 144 pastilles. On en prescrit 5 à 10 par jour aux petits enfants.

L'absinthe marine s'administre à la dose de 4 à 16 grammes qu'on fait infuser dans 125 grammes d'eau ou de lait.

Nº 392. — *Pastilles vermifuges au mercure doux ou calomel.*

Calomel. . . . . 52 grammes.
Sucre blanc . . . . 300 —
Mucilage de gomme adraganthe . . . . quantité suffis.

faites selon l'art des tablettes de 6 décigrammes. Une par jour pour les enfants de deux ans, soit environ 7 centigrammes de calomel.

Nº 393. — *Biscuits vermifuges.*

Calomel. . . . . 8 grammes.

incorporez dans quantité suffisante de pâte pour faire 24 biscuits ordinaires. — Chaque biscuit contiendra 3 décigrammes calomel.

Il arrive souvent que l'on mélange, à proportions égales, la mousse de Corse, le semen-contra et le calomel, et qu'on administre ces trois vermifuges réunis à la dose de 5 à 10 décigrammes.

—

DES VÉSICANTS.

Page 15 de cette Notice, nous avons consacré un chapitre aux rubéfiants et vésicants. Il nous reste à donner quelques formules.

Nº 394. — *Emplâtre de cantharides.*

Poix résine.)
Axonge . . . .) 125 grammes.
Cire jaune . . . .)
Cantharides en poudre. . . . .)

mêlez avec soin. Cette masse sert à faire les vésicatoires. — On en étend une quantité suffisante sur une peau blanche et on saupoudre avec de la poudre de cantharides.

Le vésicatoire, dit anglais, ne se saupoudre pas de cantharides.

Le vésicatoire de Trousseau se fait avec l'extrait éthéré de cantharides. Pour l'établir, voici comment on s'y prend : on imbibe un papier joseph de la grandeur et de la forme du vésicatoire que l'on veut établir, avec de l'extrait éthéré de cantharides. On applique sur une rondelle de sparadrap, dont les bords dépassent un peu la rondelle de papier joseph. Sept à dix heures après l'application, l'épiderme est soulevé.

Nº 395. — *Pommade épispatique au garou.*

Graisse de porc. . . . . 452 grammes.
Cire blanche. 48 —
Écorce sèche de garou . . . . 125 —
Alcool. . . . . quantité suffisante.

On se sert de cette pommade pour panser les vésicatoires.

Nº 396. — *Papier sérofuge épispatique.*

Ce papier, de l'invention de MM. ANCELIN et HOUITTE, est très-commode pour panser et entretenir les vésicatoires. Il sert également pour le pansement des cautères; — mais, dans ce dernier cas, on ne le rend pas épispatique, et il est composé d'une seule feuille, mais seulement adoucissante. Le mot *sérofuge* veut dire ici que ce papier est fait de manière à se délivrer de la sérosité ou pus à mesure qu'elle se produit. — Il est facile, en effet, de comprendre le mécanisme de cet appareil lorsqu'on l'a sous les yeux.

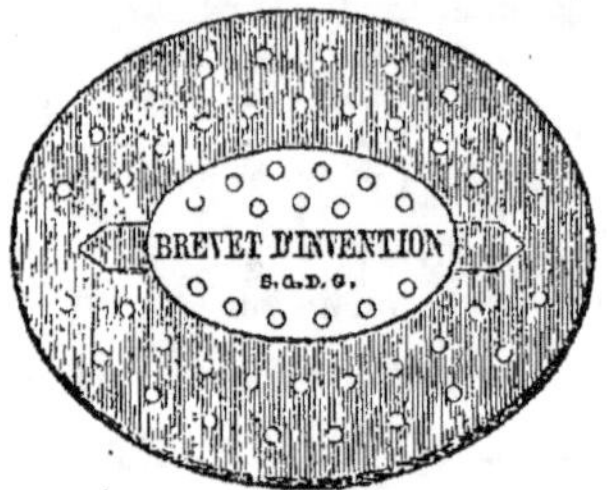

Chaque pansement est composé de deux feuilles (en forme de crible), en papier médicamenteux, de dimension et de composition différentes, superposées concentriquement. La grande feuille est enduite d'un emplâtre mucilagineux adoucissant, légèrement adhésif; la petite feuille, qui est adaptée sur la grande par un moyen très-simple, est enduite de la pommade épispatique du Codex, pour entretenir la sécrétion du vésicatoire. Par cette simple et ingénieuse disposition des deux feuilles superposées à ouvertures multiples et convenablement espacées, la matière sécrétée filtre à travers à mesure qu'elle se produit; la plaie ne s'agrandit pas; elle se maintient dans l'état le plus satisfaisant et sans irritation à ses bords.

Le papier sérofuge de MM. Ancelin et Houitte réalise un progrès fort important: déjà Dupuytren avait employé une méthode analogue dans le pansement des plaies par l'usage des linges-fenêtres, adoptés aujourd'hui par tous les chirurgiens. Il est impossible, en effet, lorsqu'il y a suppuration abondante, de laisser le pus en contact avec la plaie, et l'idée des compresses percées de trous multiples, en donnant écoulement au pus à mesure qu'il se produit, réalisait déjà une partie du progrès. MM. Ancelin et Houitte ont réalisé l'autre partie, et l'application de cette méthode au pansement des vésicatoires et cautères est un véritable service rendu à la petite chirurgie.

Nous espérons bien que les pharmaciens adopteront ces modifications fort utiles et les conseilleront à leurs clients, car ils prouveront ainsi qu'ils connaissent toute l'importance d'un bon pansement, et que les conseils de Dupuytren ont été compris par eux.

———

Nous voulions faire suivre cette Notice sur les principaux médicaments employés en thérapeutique, par un prix-courant général de droguerie, produits chimiques et pharmaceutiques, ainsi que des articles de commission pour l'usage de la pharmacie et de la médecine, que nous pouvons fournir et expédier aux meilleures conditions et en toute première qualité; mais cette addition aurait entraîné le timbre sur la brochure entière : nous ferons donc ce prix-courant à part; et, quelle que soit son étendue, nous l'expédierons à tous ceux qui nous le demanderont au prix de 25 cent. chaque exemplaire, et 35 cent. par la poste.

Dr QUESNEVILLE,
à Paris, 6, passage Sainte-Croix-de-la-Bretonnerie.

TABLEAU

DES SUBSTANCES DE LA MATIÈRE MÉDICALE DONT IL EST QUESTION
DANS LE MÉMENTO THÉRAPEUTIQUE
AVEC LEURS PROPRIÉTÉS ET LEURS ORIGINES,

ET

TABLE PAR ORDRE ALPHABÉTIQUE DES MATIÈRES

TRAITÉES DANS CE MÊME MÉMENTO.

Abortifs. — Médicaments qui ont la propriété de produire l'avortement. — Voyez pages 15 et 17.

Absinthe officinale, de la famille des synanthérées, section des corymbifères *parties usitées*, ses feuilles et ses sommités fleuries. L'absinthe est douée d'une odeur forte et aromatique, d'une saveur très amère. Elle est classée dans les excitants extracto-aromatiques, page 6, s'administre en teinture, sirop extrait et aussi en nature pour en faire une tisane. — Voyez pages 50 et 46.

Acétate d'ammoniaque (Esprit de Mindererus). — S'obtient en saturant l'acide acétique par l'ammoniaque; il s'emploie, en médecine, comme l'ammoniaque et le carbonate d'ammoniaque, mais il est moins actif, et est, en cela, quelquefois préféré.— Voyez pages 5 et 45.

Acétate de morphine. — C'est une poudre blanche, soluble dans l'eau, et que l'on substitue souvent ainsi que l'hydrochlorate et le sulfate de morphine à l'opium et à son extrait. — Voyez pages 8 et 58.

Acétate de plomb. — Sel de Saturne; il a, comme tous les sels de plomb solubles, une saveur sucrée et astringente. Il est blanc, cristallisé et très soluble dans l'eau. Avec excès de base, il est plus soluble encore, et forme ce qu'on appelle le sous-acétate de plomb ou extrait de Saturne. — Voyez pages 4, 29, 37 et 58.

Acétate de potasse. — Terre foliée de tartre, sel blanc, très soluble dans l'eau, que l'on obtient par la saturation de l'acide acétique, par le carbonate de potasse, classé parmi les diurétiques. — Voyez pages 10 et 52.

Acétate de soude. — Sel analogue au précédent. — Voyez mêmes pages.

Ache. — De la famille des ombellifères, a l'odeur de l'angélique, une saveur aromatique. Sa racine seule est employée et passe pour diurétique. — Voyez page 10.

Acides. — Les acides employés en thérapeutique sont classés dans les tempérants ou rafraîchissants; ils s'emploient alors étendus dans le cas indiqué page 2 et 3. Concentrés, ils sont considérés comme caustiques. — Voyez page 14.

Acide acétique. — C'est la base du vinaigre; il s'obtient par la fermentation de substances végétales ou leur décomposition spontanée, comme celle du vin qui se change en vinaigre. Les matières végétales, le bois, par exemple, donnent aussi de l'acide acétique par l'action du feu. Il y a là une réaction chimique qu'il est inutile d'expliquer ici. — Voyez son emploi pages 2 et 4.

Acide carbonique dissous dans l'eau. — C'est un très bon stimulant fort usité sous le nom d'eau de Seltz. — Voyez page 45.

Acide citrique. — C'est lui qui donne au citron son goût acide; il existe encore dans d'autres fruits. C'est cet acide qui forme la base des limonades.

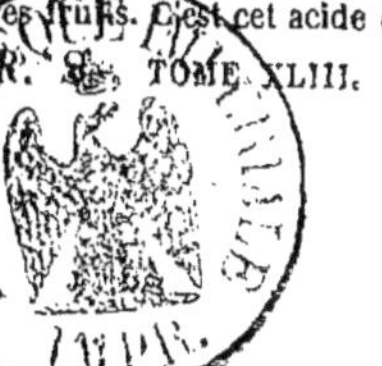

Acide hydrochlorique. — Combiné avec la soude, l'acide hydrochlorique constitue le sel marin ou hydrochlorate de soude. Aussi est-ce du sel qu'on le retire en traitant ce dernier par l'acide sulfurique, lequel étant un acide plus puissant, déplace l'acide hydrochlorique. Cet acide se présente sous la forme gazeuse très avide d'eau, ce qui le rend fumant à l'air. — Voyez son emploi page 14.

Acide hydrocyanique ou prussique. — C'est l'acide du laurier cerise; il se forme par la décomposition des matières animales par le feu, lorsqu'elles sont en présence d'un alcali. C'est ainsi que l'on fabrique le prussiate de potasse, avec lequel on obtient le bleu de Prusse. Voyez l'emploi de l'acide hydrocyanique, pages 9, 31 et 63.

Acide nitrique. — Combiné avec la soude et la potasse, cet acide forme le salpêtre à base de soude et de potasse. C'est de ces sels qu'on l'obtient en les traitant par l'acide sulfurique, qui déplace l'acide nitrique. Cet acide est liquide, très avide d'eau, c'est un caustique très puissant ; il désorganise avec promptitude les substances végétales et animales ; on l'emploie, en médecine, comme caustique. — Voyez page 14.

Acide sulfureux. — Cet acide a une odeur suffocante bien connue, c'est celle des allumettes soufrées qui brûlent ; c'est un gaz susceptible de se liquéfier par le froid; il est soluble dans l'eau. En médecine on l'emploie à l'état de gaz. — Voyez page 80.

Acide sulfurique. — C'est l'acide que l'on obtient en combinant le soufre à l'oxygène dans de certaines conditions; c'est un des acides les plus utiles et aussi les plus employés dans les arts; il est liquide et lourd. A défaut d'acide tartrique ou citrique, on peut faire une limonade avec l'acide sulfurique. — Voyez les pages 3, 24 et 28 pour son emploi.

Acide tartrique. — C'est cet acide qui, uni à la potasse à l'état de tartre blanc ou rouge, existe dans les vins. Cet acide, que l'on isole du tartre, se présente en cristaux blancs, très beaux; moins cher que l'acide citrique, il le remplace dans les limonades. Ces deux acides sont employés comme tempérants. — Voyez pages 2, 3, 24 et 28.

Aconit napel. — De la famille des renonculacées, les parties usitées sont les racines et les feuilles ; c'est un poison violent, classé dans les médicaments narcotiques, pages 8 et 9. L'aconit s'administre en nature, soit les feuilles pulvérisées ou le suc exprimé de la plante fraîche, en extrait, soit aqueux ou alcoolique, et en teinture. — Voyez pages 31 et 62 pour le modèle des formules.

Aconitine. — Principe actif de l'Aconit napel; se présente en masse blanche amorphe, d'une saveur amère, très soluble dans l'alcool et l'éther; extrêmement toxique; un dixième de grain foudroie immédiatement un moineau. Le docteur Turnbull recommande l'aconitine. — Voyez page 62. — On en compose une pommade que l'on emploie en frictions avec axonge, 58 grammes; huile d'olive, 2 grammes; aconitine, 90 centigrammes; ou en dissolution alcoolique, avec alcool, 60 grammes et aconitine, 45 centigrammes.

Affusions. — Variété de douches. — Voyez page 26.

Agaric blanc. — Champignon qui croit sur le tronc du mélèze, en Circassie, les Alpes, etc. Privé de son écorce, il est blanc, spongieux, inodore; c'est un purgatif de la classe des drastiques. — Voyez page 15.

Albumine. — La seule employée est celle du blanc d'œuf. Classée dans les émollients du règne animal. — Voyez page 2 et 28 — sert aussi comme contre-poison des sels de mercure. — Voyez page 16.

Alcool et alcooliques. — L'alcool est tout formé dans le vin qui a subi la fermentation ; il est, du reste, le produit de la décomposition du sucre par un corps particulier que l'on nomme ferment. Il est employé, en médecine, comme stimulant. — Voyez page 5. — Il est, en outre, la base de toutes les teintures alcooliques, et a, en pharmacie, un grand emploi.

Alcoolat de cochléaria composé ; — de mélisse composé, page 47.

Aloès. — C'est un suc concret qu'on retire de plusieurs espèces du genre Aloès, famille des liliacées, qui croissent dans l'Inde, en Afrique, en Amérique. L'Aloès a des feuilles épaisses, charnues, qui renferment dans des vaisseaux propres le suc d'Aloès. On en distingue dans le commerce *trois* sortes, *succotrin, hépatique* et *caballin*. Le succotrin est le plus pur. Le caballin sert dans la médecine vétérinaire. L'aloès est un purgatif drastique. — Voyez son emploi en médecine pages 12, 52, 92.

Altérants. — Agents modificateurs de l'assimilation. — Voyez page 7.

Alun. — C'est un sel double de sulfate d'alumine et de potasse. Il y a des aluns à base de soude et d'ammoniaque; mais c'est celui de potasse qui est le plus connu en médecine ; il est rangé dans la classe des astringents.   Voyez pages 4, 29, 57 et 58.

Amandes. — C'est le fruit de l'amandier cultivé, famille de Rosacées ; elles servent en médecine pour faire des émulsions. — Voyez pages 24 et 55.

Amidon. — Fécule qu'on retire des graines céréales classées parmi les émollients, voyez pages 2, 23. L'amidon combiné à l'iode, constitue la meilleure préparation iodée, l'iode se dépouillant au contact de l'amidon de toute causticité, tout en conservant ses vertus. — Voyez pages 65, 66, 68 69 et 70.

Ammoniacaux. — Ils comprennent l'ammoniaque, l'acétate d'ammoniaque, les muriates d'ammoniaque.

Ammoniaque, alcali volatil fluor. — L'ammoniaque est gazeuse, mais très soluble dans l'eau et n'est connue des médecins que sous ce dernier état ; son odeur est vive et pénétrante et toute particulière ; il est très dangereux de la respirer sans précaution ; elle est rangée dans la classe des excitants minéraux. — Voyez pages 5, 15, 50, 44 et 45.

Amylacés. — Fécules telles que l'amidon, la fécule de pomme de terre, l'arrowroot, le tapioca, le sagou, les seuls employés en médecine. — Voyez page 2.

Analeptiques. — Agents propres à restaurer les forces, etc. — Voyez page 15.

Angélique. — Plante bisannuelle et vivace, de la famille des ombellifères ; croît dans les pâturages des montagnes de l'Auvergne, est cultivée dans les jardins. Elle a une odeur agréable, aromatique. Elle est rangée dans la classe des excitants extracto-aromatiques. Ses tiges confites sont très connues dans la confiserie. — Voyez page 6.

Anis. — Plante annuelle, de la famille des ombellifères, qui croît en Egypte, en Italie, en Espagne ; elle est cultivée aussi dans quelques provinces de la France, à Alby, par exemple, où se fabriquent de grands quantités d'essences d'anis. C'est son fruit seul qui est usité et son essence. — Voyez son emploi page 6.

Anthelminthiques. — Classe de médicaments qui ont une action spéciale, toxique ou expulsive, sur les parasites de l'homme ou des animaux, désignés sous le nom de *vers, entozoaires*, et surtout sur ceux du canal intestinal. — Voyez pages 15, 94.

Antiaphrodisiaques. — Médicaments destinés à modérer l'ardeur des désirs vénériens. — Voyez page 15.

Antilaiteux. — Remède contre la secrétion du lait. — Voyez page 15.

Antimoine diaphorétique. — Cet antimoniate de potasse s'obtient par l'oxydation de l'antimoine par le nitrate de potasse dans un creuset porté au rouge. C'est une poudre blanche, insoluble, qui a toujours un emploi assez suivi en médecine. — Voyez pages 11, 32, 86.

Antipédiculaires. — Classe de médicaments qui ont une action toxique sur les poux de la tête, du corps ou du pubis. — Voyez page 15.

Antipsoriques. — Remèdes employés contre la gale. — Voyez pages 15 et 80.

Antispasmodiques. — Classe de médicaments qui servent à combattre les troubles nerveux. — Voyez pages 7 et 8 les substances qui le composent.

Apozèmes. — Tisanes plus chargées de médicaments que les tisanes ordinaires. — Voyez page 24.

Armoise. — Herbe de Saint-Jean, de la famille des corymbifères, parties usitées, feuilles et sommités fleuries ; croît dans les lieux incultes, au bord des fossés. — Voyez pages 7, 52 et 31.

Arnica montana. — Plante vivace, de la famille des synanthérées-corymbifères, croît dans les prés élevés de l'Europe, les Alpes, les Pyrénées, etc. ; parties usitées : racines et fleurs. Ces dernières sont les plus actives. — Voyez son emploi, page 7.

Arrête-bœuf. — Bugrane de la famille des légumineuses ; son nom lui vient de ce que ses racines sont si fortes, si résistantes, qu'elles arrêtent la charrue ; passe pour diurétique. — Voyez pages 10 et 84.

Arrowroot. — Fécule retirée du *Marantha arundinacea et judica*, de la famille des amomées, cultivée aux Antilles. — Voyez son emploi, page 2.

Asarum cabaret. — Petite plante vivace de la famille des aristolochiées ; a des propriétés vomitives. — Voyez son emploi, page 14.

Asperge. — Plante vivace de la famille des asparaginées. Parties usitées : racines et turions. Elle passe pour diurétique. Avec le suc de l'asperge, on prépare un sirop qui paraît très favorable. — Voyez pages 10 et 84.

Assa fœtida. — Gomme résine. Suc concret, retiré du *Ferula assa fœtida*, plante vivace qui croît en Perse, en Médie, en Syrie, en Libye. Se présente en morceaux plus ou moins volumineux, d'un brun rougeâtre, d'une saveur repoussante, et d'une odeur alliacée forte et durable. Son emploi, en médecine, est fréquent. — Voyez pages 8, 34 et 31.

Asthéniques. — Classe de médicaments qui ont pour propriété de diminuer le tón, l'énergie des organes, d'affaiblir leur vitalité. — Voyez pages 4 et 23.

Astringents. — Médicaments qui ont la propriété de resserrer les tissus; d'une saveur styptique. — Voyez page 4 les substances qui le composent.

Aunée. — Plante vivace indigène, de la famille des synanthérées, croît aux environs de Paris. Sa racine est la partie usitée.— Voyez page 6.

Badiane. — Anis étoilé, fruit de l'*Illicium anisetum*, de la famille des magnoliacées. Il a une action stimulante qui l'a fait ranger dans la classe des excitants extracto-aromatiques. Il a en effet une odeur aromatique très prononcée, semblable à celle de l'anis ordinaire. — Voyez, pour son emploi, page 6.

Bain alcalin, page 82; — de Barèges inodore de Quesneville et bain simple au sulfure de potasse, page 84.

Bain émollient, page 34; — ioduré, page 72; — médicamenteux, de siége, page 26.

Bardane. — De la famille des synanthérées. La racine seule est employée. Passe pour tonique. — Voyez page 5.

Baume de copahu. — Oléo-résine fournie par plusieurs espèces du genre *Copaïfera*, arbre qui croît au Brésil, à Tolu, et est cultivé aux Antilles. Cet arbre, de la famille des légumineuses, fournit le baume par incision. Chaque incision fournit 6 kilogrammes de suc; on en pratique trois ou quatre par an. Le baume de copahu est de consistance sirupeuse, d'un jaune citrin, d'une odeur forte, désagréable, d'un goût peu supportable. Les renvois causés par le copahu sont surtout fort désagréables et donnent à ce médicament peu d'attrait. Le baume de copahu est classé dans les excitants oléo-résineux. — Voyez, pour son emploi, pages 6 et 49.

Baume de copahu solidifié par la magnésie. — Voyez page 49.

Baume de la Mecque. — L'arbre qui produit ce baume croît dans l'Arabie heureuse, près de la ville de la Mecque; il est aussi cultivé en Judée et en Égypte. Ce baume est liquide, blanchâtre, opaque; son odeur est anisée. Il s'obtient par décoction dans l'eau de jeunes rameaux de l'*Amyris opobalsamus*. Son action est analogue à celle de la térébenthine. — Voyez page 6.

Baume du Pérou. — Il est fourni par le baumier du Pérou, arbre qui croît au Brésil, au Mexique, au Pérou. De la famille des légumineuses. Quand il découle naturellement et par incision, on le reçoit dans des calebasses, dans des pots ou dans des boîtes de fer-blanc. Il est d'abord semi-liquide et prend ensuite de la consistance, devient sec, friable. Son odeur est douce, aromatique, balsamique. Il y a une autre espèce de baume du Pérou qui est liquide et que l'on obtient par décoction dans l'eau de l'écorce et des jeunes rameaux. Il est de consistance sirupeuse et d'un brun noirâtre. — Voyez, pour son emploi, pages 6 et 49.

Baume de Tolu. — Provient du baumier de Tolu, myrospermum toluiferum qui croît dans l'Amérique méridionale, aux environs de Tolu, de Carthagène, etc. Il est solide, d'un rouge doré à cassure vitreuse. Son odeur balsamique est très agréable. — Voyez, pour son emploi, page 6.

Bdellium. — C'est une gomme-résine de la famille des térébinthacées. Il se présente en larmes ou petites masses arrondies, verdâtres ou rougeâtres semi-transparentes à cassure terne, cireuse, légèrement aromatique. Cette gomme, qui vient du Sénégal, entre dans la composition de l'emplâtre de diachylon. — Voyez page 6.

Belladone. — Plante vivace qui croît dans les lieux incultes de l'Europe. De la famille des solanées; renferme un principe immédiat dans lequel résident ses propriétés narcotiques. L'ATROPINE existe dans toute la plante; elle est en prismes soyeux, transparents et blancs. Les parties usitées de la belladone sont les racines et les feuilles. Mais c'est avec les feuilles que l'on prépare les teintures, les extraits et autres préparations pharmaceutiques. La belladone est un des médicaments utiles de la thérapeutique. — Voyez pour son emploi, pages 9, 59, 60 et 51.

Benjoin. — Attribué à l'Aliboufier benjoin qui croît à Sumatra, à Java, dans le royaume de Siam, dans l'Amérique méridionale. On distingue le benjoin amygdalin ou en larmes qui est en masses rougeâtres, solides, cassantes, parsemées de larmes blanches, et le benjoin dit en sorte, semblable au précédent, mais mêlé d'impuretés. Le benjoin a une odeur délicieuse qui le fait rechercher en parfumerie; il est peu usité en médecine.

Son acide, l'acide benzoïque, a été recommandé dans les cas de gravelle urique. — Voyez pages 6, 48 et 49.

Beurre de cacao. — Le cacao, celui des îles en particulier, contient une matière grasse que l'on désigne sous le nom de beurre. On en fait des suppositoires. Il est classé dans les émollients avec l'huile d'amandes douces. — Voyez page 2.

Bicarbonates de potasse et de soude. — Voyez carbonates de potasse.

Bichlorure de mercure albumineux. — C'est la base des biscuits Ollivier. — Voyez page 77.

Bière amère. — Voyez page 41.

Biscuits vermifuges. — Voyez page 95.

Bistorte. — La racine seule usitée renferme du tannin et lui doit sa propriété astringente. C'est à sa forme tordue et contournée en plusieurs sens que la bistorte doit son nom. — Voyez page 4.

Blanc de baleine (Spermaceti). — C'est une huile concrète fournie par le cachalot macrocéphale. Cette huile se trouve dans les sinus frontaux. — Voyez page 2.

Blé de froment. — La partie usitée en médecine est l'amidon, on ne se sert du blé qu'autant qu'on n'aurait pas d'amidon. Classé parmi les émollients. — Voyez page 2.

Boisson purgative. — Voyez page 90.

Bouillon blanc. — C'est une solanée indigène commune dans les lieux incultes. Parties usitées : les fleurs et les feuilles. Les fleurs sont indiquées en infusion comme émollientes. — Voyez page 1.

Bouillon médicinaux. — Tisanes qui ont pour base des substances animales. — Voyez page 24.

Bourgeons de sapin. — Ils ont une odeur et une saveur résineuse légèrement aromatique ; ils nous viennent du nord et surtout de la Russie. Ils possèdent les mêmes propriétés que la térébenthine cuite. — Voyez, pour son emploi, p. 6.

Bourrache. — Toute la plante et surtout les feuilles et les fleurs sont considérées comme diurétiques et sudorifiques. C'est une borraginée qui croît dans les diverses parties de l'Europe et se plaît surtout dans les décombres. — Voyez page 1.

Brucine. — Substance immédiate retirée de la fausse angusture qui lui doit ses propriétés. C'est une substance blanche cristallisée soluble dans l'alcool et très amère. — Voyez, pour son emploi, page 7.

Bryone. — C'est une cucurbitacée commune dans les haies, les moissons. Sa racine est seule usitée. C'est un purgatif peu employé. — Voyez page 13.

Cachou. — Suc extractif retiré du mimosa catechu de la famille des légumineuses. Croît dans l'Inde, l'Asie et surtout au Bengale. Il se présente en petits pains durs, compacts et de couleur brunâtre ; saveur astringente qu'il doit à une grande quantité de tannin. — Voyez, pour son emploi, pages 4, 36, 39.

Café. — C'est la semence du caféier d'Arabie, de la famille des rubiacées, originaire de l'Arabie heureuse et cultivé à l'île Bourbon, à la Martinique et dans les autres Antilles. Parties usitées : les graines. On distingue le café Moka qui vient d'Arabie, le café Martinique, le café Bourbon. C'est un excitant qui stimule agréablement les organes gastriques. — Voyez page 6.

Café purgatif au séné. — Voyez page 90.

Caïnça. — De la famille des rubiacées, croît dans l'Amérique méridionale, au Brésil, aux Antilles. — Voyez, pour son emploi, page 14.

Calomel. — Protochlorure de mercure sublimé. C'est une poudre blanche très pesante, inodore, d'une saveur métallique, complétement volatile au feu et qui devient d'un beau noir soit au contact des alcalis, des sulfures liquides ou de l'acide hydrosulfurique. — Voyez, pour son emploi, pages 12, 25, 75, 95.

Camomille romaine. — Anthemis nobilis, plante indigène de la famille des corymbifères. Commune dans les bois sablonneux et cultivée dans les jardins. Parties usitées : les capillaires. Classée parmi les excitants. — Voyez, pour son emploi, pages 6, 46.

Camphre. — C'est une huile concrète qui existe toute formée dans plusieurs végétaux et particulièrement dans le Laurus camphora de la famille des laurinées. C'est à Bornéo et à Sumatra qu'on exploite surtout l'extraction en grand du camphre. Ce corps se présente, quand il est pur, en pains blancs à cassure granuleuse et brillante, d'une odeur forte et pénétrante, d'une saveur âcre, chaude et amère. Volatil à toutes les températures. Il fond à 175 degrés et bout à 204. Très combustible ; il brûle sans résidu ;

il est très soluble dans l'alcool, dans l'acide acétique, les huiles fixes et volatiles ; Il est, au contraire, à peu près insoluble dans l'eau. — Voyez pages 8, 51, 54, 120.

Canne de Provence. — *Arundo donax* de la famille des graminées, très commune dans les endroits marécageux du midi de la France. A peu de vertus médicales quoique en ayant eu la réputation. — Voyez page 2.

Cannelle. — Fournie par le *Laurus Cinnamomum* de la famille des laurinées ; originaire des Indes orientales, du Sumatra, de Java et surtout de l'île de Ceylan. Les parties usitées sont les écorces dépourvues de leur épiderme. On distingue dans le commerce plusieurs sortes de cannelles, celle de Ceylan, de Cayenne et de Chine ; les espèces officinales sont celles de Ceylan et de Chine. — Voyez pages 6, 48.

Cantharides. — Ce sont des insectes coléoptères hétéromères de la tribu des trachélides, classés dans les épispastiques ou vésicants. Ils vivent dans les parties méridionales de l'Europe, de l'Espagne, l'Italie, le midi de la France. Les cantharides ont une odeur forte, vireuse, désagréable. La tête, le corselet, les élytres sont d'un vert doré, brillant, couleur qu'offre l'aspect général de l'insecte. La partie active de la cantharide réside dans la cantharidine, substance cristalline blanche, volatile et d'une action très forte. — Voyez pages 45, 95.

Capillaire. — De la famille des fougères ; croît au Canada et est cultivé aussi à Montpellier. Les folioles du capillaire sont usitées contre les rhumes, les affections catarrhales. — Voyez pages 1, 55.

Carafe Quesneville pour respirer l'iode et l'éther hydriodique. — Voyez page 70.

Carbonate de magnésie. — Magnésie anglaise. C'est une poudre blanche et légère que l'on obtient en décomposant le sulfate de magnésie par le carbonate de soude. Le carbonate de magnésie est très employé en Angleterre contre les aigreurs d'estomac et comme purgatif. On lui préfère cependant souvent la magnésie caustique dite calcinée. — Voyez pages 12, 88.

Carbonate de potasse. — Il existe tout formé dans les cendres des végétaux. La cendre de vigne en contient beaucoup. Dans les pays à grandes forêts, comme en Russie et en Amérique, on brûle les bois rien que pour retirer la potasse des cendres qu'ils fournissent. C'est un sel blanc caustique classé parmi les alcalis ; il est employé en médecine comme diurétique à l'état de carbonate. — Voyez page 40. — Mais à l'état décarbonaté il est classé parmi les caustiques. — Voyez page 43. — Le bicarbonate de potasse possède les mêmes propriétés diurétiques et, étant moins alcalin, peut lui être préféré dans quelques cas ; mais il est aussi moins fondant. On l'emploie dans la potion antiémétique de Rivière. — Voyez page 43.

Carbonate de soude. — Sel analogue au précédent, moins alcalin. S'emploie surtout à l'extérieur en bains. — Voyez pages 40 et 82. — Le bicarbonate de soude est très employé en médecine ; il stimule légèrement les organes digestifs, facilite les digestions chez les personnes à estomac paresseux. On le donne avant le repas en boisson ou en pastilles. Les eaux de Vichy, si connues, doivent leurs propriétés au bicarbonate de soude. Le bicarbonate de soude a été recommandé par Baudrimont comme souverain contre le choléra, en cela qu'il agit en liquéfiant le sang qui, se coagulant dans les veines, cause tous les accidents de cette terrible maladie. Le bicarbonate de soude s'administre en boisson, de 1 gramme à 4 grammes pour un litre d'eau ; l'eau est plus agréable à boire quand elle est chargée en même temps d'acide carbonique. Contre le choléra, le bicarbonate de soude s'administre à plus forte dose dans des tisanes chaudes et même par petites cuillerées délayées dans l'eau quand le malade ne peut boire suffisamment de liquide.

Cardamomes. — On distingue le grand, le moyen et le petit cardamome. Ce sont des fruits du genre *Amomum* qui viennent des Indes orientales ; ils possèdent une odeur aromatique agréable, une saveur chaude et poivrée. C'est le petit cardamome qui est le plus estimé. — Voyez page 6.

Cascarille. — Quinquina aromatique, faux quinquina. Écorce de l'arbrisseau du croton *Eleuteria* ; croît dans diverses parties de l'Amérique, au Pérou, au Paraguay, à la Virginie, à Saint-Domingue. C'est un tonique stimulant. — Voyez page 6.

Casse. — C'est le fruit du *Cassia fistula* ou canéficier, grand et bel arbre de la famille des légumineuses, originaire de l'Éthiopie, d'où il s'est répandu en Égypte, en Arabie, dans l'Inde et même, à ce qu'on pense, en Amérique, où il s'est naturalisé. La casse est employée comme purgatif. — Voyez pages 12, 88.

Castoréum. — C'est un produit de sécrétion fourni par le castor. Lorsque le castoréum vient d'être extrait de l'animal vivant il est liquide, jaunâtre, sirupeux, mais dans le commerce il se présente sous forme concrète et encore enfermé dans ses poches. L'odeur du castoréum est forte, pénétrante et caractéristique. C'est un antispasmodique puissant. — Voyez pages 8 et 54.

Cataplasmes. — Préparations de consistance de pâte molle ayant ordinairement pour excipient l'eau ou le lait et pour base une poudre ou des pulpes végétales. — Voyez page 26.

Cataplasme émollient. — Voyez page 34.

Cérat antiseptique, pages 39; — émollient, p. 54; — de Goulard, p. 58; — hydrocyanique, p. 64; — mercuriel, p. 74; — résolutif, p. 58; — soufré, p. 80.

Cévadille. — *Veratrum sabadilla*, plante peu connue et que l'on attribue à la famille des colchicées. Ses capsules, seules usitées, nous viennent du Mexique. La cévadille contient une substance vénéneuse fort active, la vératrine, qui jouit en thérapeutique de propriétés très actives dans les affections rhumatismales et goutteuses. Les Allemands l'emploient beaucoup. On ne se sert guère de la cévadille que comme antipédiculaire. — Voyez page 15.

Charbon uni au quinquina. — Comme antiseptique dans le pansement des plaies gangréneuses. — Voyez page 39.

Charbon du docteur Belloc. — Le docteur Belloc ayant reconnu au charbon des propriétés très précieuses dans le traitement des gastralgies et gastro-entérites, une commission de l'Académie a confirmé ses résultats. — Voyez page 54.

Chicorée. — Plante vivace, indigène, de la famille des synanthérées-chicoracées; croît dans les lieux incultes. Parties usitées : racines et feuilles. La chicorée est employée comme tonique amer. — Voyez page 5.

Chiendent. — C'est la tige du froment rampant de la famille des graminées. Il passe pour diurétique. — Voyez page 2.

Chlorure d'antimoine. — C'est un caustique très énergique et prompt. D'après M. Trousseau, c'est le plus violent des caustiques. — Voyez page 15. — Le chlorure d'antimoine est blanc, solide, demi-transparent, il attire puissamment l'humidité. L'eau le décompose, et il ne peut être porté à l'état liquide qu'au moyen d'eau additionnée d'acide hydrochlorique. À l'état liquide on l'emploie surtout pour cautériser la morsure des animaux enragés ou venimeux, les boutons cancéreux, les excroissances.

Chlorure de zinc. — Caustique analogue au précédent, mis en vogue par le docteur Canquoin. — Voyez, pour son emploi, page 15.

Ciguë. — Grande ciguë de la famille des ombellifères ; croît dans les lieux incultes et humides du midi de la France; classée dans les narcotiques. Elle contient un principe actif que l'on a isolé et que l'on appelle la conicine. La conicine se présente sous forme d'un liquide huileux, jaunâtre, inflammable, d'une odeur de souris très prononcée, volatil et se distillant à la manière des essences. C'est un poison des plus énergiques. On distingue encore sous les noms de ciguë d'autres ombellifères : la ciguë vireuse, la ciguë aquatique, la petite ciguë qui appartiennent à des genres différents. — Voyez, pour les propriétés médicinales de la ciguë, pages 9, 51, 61.

Cire. — La cire compose les rayons dans lesquels les abeilles déposent leur miel. Elle est sécrétée dans l'intervalle des anneaux abdominaux de cet insecte hyménoptère. La cire a des usages très importants en pharmacie. Elle forme la base du cérat. — Voyez pages 2 et 34.

Citrate de magnésie. — Purgatif mis en vogue par M. Rogé. C'est une poudre soluble dans l'eau et qui n'a pas la saveur aussi amère que les autres sels de magnésie. — Voyez page 89.

Citrons. — *Citrus limonium*, de la famille des aurantiacées, originaire de la Médie, cultivé dans les provinces méridionales de l'Europe, l'Italie, l'Espagne, la Provence. Le suc du citron est employé comme tempérant. On en extrait un acide auquel il doit ses propriétés acides. — Voyez acide citrique. — Le zeste du citron renferme l'essence qui a un emploi considérable en parfumerie. — Voyez page 3.

Cochlearia. — Petite plante bisannuelle qui croît sur les bords de la mer; elle fait partie de la famille des crucifères. Le cochléaria possède des propriétés antiscorbutiques très prononcées. — Voyez pages 6, 47.

Coings. — *Cydonia vulgaris*, de la famille des rosacées; très commun dans le midi de la France. On en fait un sirop avec lequel on édulcore les tisanes ou les potions astringentes. — Voyez page 4.

Colchique. — *Colchicum autumnale* de la famille des colchicées, croît dans les prés humides de l'Europe. Le colchique se compose d'un bulbe solide de la grosseur d'un marron ; leur parenchyme est blanc, féculent, dur. A l'état frais, leur saveur est âcre. Par la dessiccation et par la vétusté il perd ses propriétés médicales. La vératrine existe dans la plupart des plantes de la famille des colchicées, et aussi le colchique n'en est pas exempt, ce qui lui donne des propriétés très actives. Le colchique est employé dans les affections rhumatismales et goutteuses ; c'est aussi un diurétique puissant. — Voyez page 10.

Colle de Flandre. — C'est la gélatine qui en est la base tout entière. C'est un émollient du règne animal. On l'emploie en bains. — Voyez pages 2, 26, 34.

Collutoires. — Médicaments destinés à combattre les maladies de la bouche et qui ont ordinairement une consistance sirupeuse. — Voyez page 25.

Collutoire calmant. — Voyez page 57.

Collyres. — Préparations de forme et de composition variables, destinées aux maladies des yeux. — Voyez page 25.

Collyre anodin, page 57 ; — antisyphilitique, p. 76 ; — d'atropine, p 64 ; — de belladone, p. 64 ; — d'Henderson, p. 54 ; — ioduré de Desmarres, p. 72 ; — opiacé, p. 57 ; — répercussif, p. 37 ; — résolutif, p. 57 ; — de Sichel, contre la blépharite, p. 77 ; — de Régent, p. 38 ; — de Velpeau, au nitrate d'argent, page 38.

Colombo. — C'est la racine du *Menispermum paluntum* de la famille des ménispermées, qui croît dans l'Afrique australe. — Voyez page 5.

Coloquinte. — *Cucumis colocynthis*, de la famille des cucurbitacées, originaire du Levant, de la Barbarie, des îles de l'Archipel. Croît en Égypte. C'est un fruit de la grosseur d'une orange, d'une action purgative très forte. Voyez page 15.

Consoude (grande). — *Symphytum officinale*, de la famille des borraginées. Croît dans les lieux humides. A joui d'une grande réputation en chirurgie. Pages 1, 2.

Contre-poisons. — On nomme ainsi toute substance propre à neutraliser ou décomposer un poison. Il n'y a pas de contre-poison général, autrement dit qui s'applique à tous les poisons. Cependant pour les sels minéraux , excepté les sels alcalins, l'eau de savon formant avec tous les oxydes minéraux des composés insolubles, pourrait être considérée comme un contre-poison général. Ce contre-poison a cela de précieux qu'il est facile de se le procurer et d'en préparer à l'instant même. Voyez pages 16 et suivantes pour les divers empoisonnements.

Contre-poisons des acides concentrés, page 16 ; — de l'acide hydrocyanique et du laurier cerise, p. 17 ; — des animaux vénéneux, p. 18 ; — des animaux venimeux, p. 19 ; — de l'antimoine (émétique), p. 17 ; — de l'argent (nitrate d'argent), p. 17 ; — de l'arsenic (acide arsénieux), p. 17 ; — du cuivre (vert-de-gris), p. 16 ; — des cantharides, p. 17 ; — des champignons vénéneux, p. 18 ; — des fruits vénéneux, p. 17 ; — des insectes venimeux, p. 19 ; — du mercure et ses sels, p. 16 ; — de l'opium et ses sels, p. 17 ; — des plantes narcotiques (jusquiame, belladone, morelle, laitue vireuse, p. 18) ; — des plantes vénéneuses (aconit, tabac, ellébore, ciguë, noix vomique, coque du Levant, rue, digitale pourprée, datura, etc.), p. 17 ; — du plomb (sel de Saturne), p. 17 ; — du sulfure de potasse (bains de Barèges), p. 17.

Coquelicot ou Pavot rouge. — *Papaver rhœas*. C'est une papavéracée très commune dans les moissons. Parties usitées : pétales.

Coques du Levant. — *Menispermum cocculus*. De la famille des ménispermées. Croît dans l'Inde, le Malabar, à Java ; renferme un principe actif. La picrotoxine s'emploie très peu en médecine. Voyez page 15.

Cordiaux. — Médicaments propres à relever les forces. Voyez page 19.

Cosmétiques. — Voyez page 19.

Crème de tartre. — Sel blanc qui provient de la purification du tartre. C'est un purgatif salin très employé, mais on lui préfère le suivant. Voyez page 12.

Crème de tartre soluble. — Se prépare en additionnant ce sel d'acide borique dans des proportions convenables. C'est un excellent purgatif. Voyez page 12, 90.

Créosote. — Produit pyrogéné retiré du goudron liquide, inflammable comme les huiles, soluble dans l'alcool. On lui a attribué beaucoup plus de vertus qu'elle n'en possède, et elle est aujourd'hui délaissée. Elle agit comme caustique. Voyez page 14.

Cresson du Para. — De la famille des synanthérées, originaire du Pérou, du Chili, du Brésil ; il est cultivé dans les jardins, naturalisé en Provence. C'est une plante antiscorbutique et qui jouit de propriétés bien marquées. Voyez pages 6, 46 et 50.

Cubèbes. — C'est le fruit du *Piper cubeba*, de la famille des pipérinées. Croît à Java, à l'île de France. C'est un stimulant très énergique. Voyez pages 6, 48.

Cyanures. — On emploie les cyanures de potassium, celui de mercure, d'or, de zinc et celui de fer (bleu de Prusse). — Voyez pages 9, 64, 65.

Cynorrhodons. — C'est le fruit de l'églantier, de la famille des rosacées. On emploie la conserve de cynorrhodon. Voyez page 4.

Dattes. — C'est le fruit du palmier dattier, de la famille du palmier. Cet arbre croît naturellement dans les Indes, en Arabie et surtout en Afrique. Les dattes sont spécialement administrées comme adoucissants. — Voyez pages 1 et 55.

Datura stramonium. — Pomme épineuse, plante herbacée, commune en France, originaire de l'Amérique septentrionale, habite les décombres près des habitations. Le datura est une solanée à odeur vireuse et vénéneuse comme la belladone, dont il peut être un succédané. Il renferme une substance active, la daturine, substance blanche, cristallisée et très vénéneuse. — Voyez pages 9, 31 et 59.

Densité des divers liquides. — Voyez page 22.

Dépuratifs. — Médicaments destinés à combattre un virus dans l'économie. — Voyez pages 19 et 82.

Désinfectants. — Agents propres à détruire l'infection de l'air, des lieux, des individus, causée par des émanations putrides, miasmatiques, etc. — Voyez page 19.

Deutoiodure de mercure. — Combinaison de l'iode avec le mercure, qui correspond au deuto-chlorure de mercure. C'est une poudre rouge, très vénéneuse, soluble dans l'iodure de potassium. — Voyez page 77.

Digitale pourprée (*Digitalis purpurea*). — De la famille des scrophulariées. Parties usitées, les feuilles radicales. — La digitale croît sur les lieux élevés ou montagneux de la France. Elle renferme un alcaloïde, la digitaline, dont on doit la découverte aux recherches habiles de MM. Quevenne et Homolle. La digitaline possède les propriétés de la digitale ét doit lui être substituée dans le cas où une action sûre et prompte doit être obtenue. Voyez pages 9, 31 et 62. — La digitale est placée parmi les narcotiques.

Diurétiques. — Classe de médicaments qui accroissent la secrétion urinaire par une action spéciale sur les organes de cette secrétion. Lorsque la secrétion urinaire est ralentie ou pervertie, il faut d'abord connaître la cause de cette perturbation afin de juger l'opportunité de l'application des diurétiques directs ou indirects. — Voyez pages 10, 52 et 83.

Douches. — Jets de liquide lancés à des distances plus ou moins grandes sur quelques parties du corps. — Voyez page 26.

Eau d'amandes amères. — Elle doit son action à un peu d'acide hydrocyanique. C'est un médicament infidèle : on l'obtient en distillant de l'eau sur des tourteaux d'amandes amères. L'eau distillée est un produit complexe, formé tout à la fois d'essence et d'acide prussique. — Voyez son emploi, page 9.

Eau de goudron. — C'est le produit de la macération à froid de l'eau ordinaire de Seine sur le goudron. Après dix jours de contact, en ayant eu soin d'agiter le mélange, l'eau peut être employée. — Voyez pages 50 et 82.

Eau iodurée de Lugol. — Voyez la formule page 71.

Eau de laurier cerise. — Comme l'eau d'amandes amères, cette eau doit son action à l'acide hydrocyanique ; elle s'obtient en distillant l'eau sur le laurier-cerise. M. Cailletet, pharmacien à Charleville, a publié dans la *Revue scientifique* de Quesneville, page 377, t. XLII, un mémoire très important sur cette eau ; suivant M. Cailletet, il faut toujours déterminer avant de s'en servir la quantité d'acide hydrocyanique que contient cette eau, quantité qui doit être d'un centième de son poids. — Voyez son emploi en médecine, pages 9 et 63.

Eau de Luce. — Composition stimulante qui doit son action à l'ammoniaque. — Voyez page 45.

Eau de mélisse. — Eau aromatique classée parmi les excitants. — Voyez pour sa préparation, page 47, et son emploi, page 6.

Eau térébenthinée. — C'est un agent hémostatique analogue et l'on peut dire même similaire à l'eau de Brocchieri, et autres moins connues. — Voyez pages 6 et 50.

Eau-de-vie allemande. — Purgatif très connu et dont la réputation a diminué depuis surtout que le docteur Guillé a composé son élixir qui lui est supérieur. — Voyez la composition de l'eau-de-vie allemande page 91 et la notice sur l'Elixir Guillé-Dupont, page 92.

Eau de Seltz. — Simple solution dans l'eau avec pression du gaz acide carbonique. C'est un stimulant. — Voyez page 45.

Eau vulnéraire. — Stimulant général très vanté composé de plantes aromatiques. — Voyez sa préparation page 47, et pour l'action des plantes qui la composent page 6.

Eaux minérales naturelles médicinales. — Les eaux minérales sont froides ou thermales, c'est-à-dire chaudes; la température des eaux thermales peut varier de 20 à 25 degrés jusqu'à 60 à 80 degrés centigrades.

Les eaux minérales agissent par les matières qu'elles contiennent, par l'eau, par la température. Elles se donnent en boissons, en bains, en douches, en injections, en fomentations, en bains de vapeur, etc.

On divise les eaux minérales en quatre classes : 1o les eaux acidules gazeuses, 2o les eaux ferrugineuses, 3o les eaux sulfureuses, 4o les eaux salines.

La première classe, ou les eaux acidules ou gazeuses, se divisent en eaux thermales et en eaux froides. Les eaux thermales les plus connues de la première classe comptent les eaux de Vichy, dans l'Allier, les eaux de Bourbon-l'Archambault, dans l'Allier aussi, les eau du mont Dore, dans le département du Puy-de-Dôme, les eaux d'Ussat, dans l'Ariége, les eaux de Saint-Alban, dans la Loire.

Les eaux froides de la première classe comptent les eaux de Seltz, dans le duché de Nassau, les eaux de Bussang et celles de Contrexéville, dans les Vosges, les eaux de Montbrison, dans la Loire.

La deuxième classe, ou les eaux ferrugineuses, sont toutes froides à l'exception des eaux de Rennes et de Campagne, dans l'Aube, et des eaux de Sylvanès dans l'Aveyron. Parmi les eaux ferrugineuses froides les plus connues on remarque les eaux de Cransac, dans l'Aveyron, les eaux de Forges, dans la Seine-Inférieure, les eaux de Passy, dans le département de la Seine, les eaux de Spa, en Belgique.

La troisième classe, qui contient les eaux sulfureuses, se divise aussi en thermales et en froides. Dans les thermales sont les eaux de Baréges, dans les Hautes-Pyrénées, les eaux de Cauterets, du même département, les Eaux-Chaudes ou Aigues-Caudes, dans les Basses-Pyrénées, les eaux de Luchon ou de Bagnères-de-Luchon, dans la Haute-Garonne, les eaux de Bagnols, dans la Lozère, les eaux d'Aix-la-Chapelle, en Prusse, qui sont très célèbres, les eaux de Baden, à quatre lieues de Vienne, en Autriche, les eaux d'Aix, en Savoie. Les eaux sulfureuses froides comptent les eaux d'Enghien, département de Seine-et-Oise, et celles d'Uriage, dans l'Isère.

La quatrième classe, qui contient les eaux salines, c'est-à-dire celles qui ne sont ni gazeuses ni franchement ferrugineuses ou sulfureuses, sont aussi thermales ou froides. Parmi les thermales on distingue les eaux de Balaruc, dans l'Hérault, les eaux de Carlsbad, en Bohême, et celles de Tœplitz, les eaux de Luques, en Italie, les eaux de Plombières, dans les Vosges, les eaux de Nóris, dans l'Allier, les eaux de Bagnères-de-Bigorre, dans les Hautes-Pyrénées, les eaux de Chaudes-Aigues, dans le Cantal, les eaux d'Aix, en Provence, dans les Bouches-du-Rhône, les eaux de Bagnolles, dans l'Orne, les eaux de Saint-Amand, dans le Nord, les eaux de Louësche, en Suisse, les eaux de Bad ou Baden, en Suisse, et celles de Bad ou Baden, dans le grand-duché de Bade, et enfin un grand nombre d'autres ne pouvant les citer toutes.

Les eaux salines froides comptent les eaux de Sedlitz, en Bohême, les eaux de Pulina, en Bohême aussi, à quatre lieues de Sedlitz.

Toutes ces eaux minérales sont en exploitation et ont toutes des établissements pour recevoir les malades.

Enfin l'eau de mer peut être considérée aussi comme une eau minérale de première classe, mais prise seulement en bains. Il existe de nombreux établissements en France pour prendre les bains de mer. Parmi eux on cite ceux de Dieppe, Boulogne-sur-mer, Marseille, Bayonne, La Rochelle et Cette. La saison pour les prendre est ordinairement en août et septembre.

Ecorce de chêne. — Ecorce du *Quercus robur*, de la famille des cupulifères. La poudre d'écorce de chêne, très riche en tannin, sert au tannage des peaux et est connue sous le nom de tan. En médecine, on emploie l'écorce de chêne comme astringent. — Voyez page 4.

Ecorce de racine de grenadier. — Le grenadier (*Punica granatum*), fournit tout à la fois des graines à la classe des tempérants, des fleurs, et l'écorce de son fruit à la classe des astringents, et l'écorce de sa racine aux anthelminthiques. C'est même cette dernière qui est la seule employée en médecine et qui jouit d'une réputation méritée comme vermifuge. — Voyez page 94.

Élatérium. — Suc extractif retiré du fruit du concombre sauvage (*Momordica elaterium*), de la famille des cucurbitacées, commun dans le midi de la France, agit comme purgatif. — Voyez page 13.

Électuaire antiblennorrhagique, page 48; — astringent, p. 56.

Élixir du docteur Guillé, purgatif antiglaireux très estimé. Comme il existe des contrefaçons, il faut toujours désigner celui de Dupont, rue Tiquetonne; page 92; — de longue vie, purgatif stomachique, p. 92; — de pyrèthre, dentifrice de Laroze, p. 46.

Élixir de propriété, de Paracelse. — Voyez page 92.

Émétique. — Vomitif par excellence; c'est un sel à base d'antimoine, tartrate de potasse et d'antimoine, cristallisé en beaux cristaux susceptibles d'efflorescence, soluble dans l'eau. — Voyez pour ses propriétés médicales pages 11, 32, 83 et 86.

Emplâtre fondant, page 72; — de cantharides, p. 95; — de ciguë, p. 62; — de Vigo C. M., p. 74.

Emploi de l'iodure d'amidon, de préférence aux autres iodures, motifs d'après le docteur Buchanam. — Voyez page 66.

Émulsions. — Préparations magistrales, composées d'huile, de mucilage ou d'albumine. — Voyez page 24.

Émulsions purgatives, page 91; — térébenthinées, p. 50.

Ergot de seigle. — Seigle ergoté. Se développe entre les valves, et à la place du grain des céréales, et en particulier dans le seigle; ainsi nommé à cause de sa configuration semblable à celle de l'ergot du coq. La circonstance la plus propre à son développement est l'humidité. L'ergot de seigle n'est qu'une transformation morbide du grain, dû surtout à cette dernière. M. Bonjean en a retiré un principe actif, l'ergotine. — Voyez ses propriétés pages 7 et 52.

Ergotine Bonjean. — Voyez page 52.

Essence de cubèbe. — Voyez page 48.

Éther hydriodique. — Composé iodé très important pour la médecine. Cet éther est liquide, blanc, lourd, quoique très volatil. Il contient 82 parties d'iode, 15 de carbone et 3 d'hydrogène. Quand il est mal préparé, il contient de l'hydrogène phosphoré en dissolution, ce qui le rend dangereux. Il est essentiel de toujours demander celui préparé par le docteur Quesneville, qui a soin de le purifier d'une manière complète. — Voyez pour ses propriétés médicales, page 70.

Éther sulfurique. — Liquide, très fluide et inflammable, incolore, d'une odeur vive et pénétrante, volatil à toutes les températures, il bout à 35 degrés; c'est un des corps précieux de la thérapeutique comme antispasmodique. — Voyez son emploi pages 8 et 53. L'éther sulfurique est un remède souverain dans les empoisonnements par les champignons vénéneux, les poissons et viandes gâtées. — Voyez page 18.

Éther phosphoré. — Simple dissolution de phosphore dans l'éther sulfurique. — Voyez pages 7 et 50.

Excitants de l'axe cérébro-spinal. — Médicaments qui agissent spécialement sur le système nerveux de la vie de relation. — Voyez page 7.

Extrait alcoolique de lactucarium, page 59; — **d'opium au vin**, p. 53; — à l'eau, p. 53.

Farine de seigle. — Le seigle (*Secale cereale*), contient, comme le froment, une graine avec laquelle on fait une farine. Cette farine peut servir à composer des cataplasmes émollients. — Voyez page 2.

Fausse angusture. — Espèce du genre *Strychnos*, vient des Indes Orientales par la voie de l'Angleterre. Écorce d'un gris jaunâtre, rugueux et taché de rouille; d'une saveur très amère; elle contient un alcaloïde, la brucine, qui a les propriétés physiologiques de la strychnine, mais à un moindre degré. La brucine devient, par l'action concentrée de l'acide nitrique, d'un rouge de sang, tandis que la strychnine pure reste incolore ou seulement jaunâtre. Quand elle prend la couleur rouge, c'est qu'elle contient de la brucine, qui l'accompagne souvent. — Voyez page 7.

Fécule de pommes de terre. — Cette fécule est retirée des tubercules de la pomme de terre (*Solanum tuberosum*), de la famille des solanées. Elle a un grand emploi dans l'économie domestique. Par l'action de la chaleur, on la convertit en une espèce de gomme, la dextrine, qui a un emploi en chirurgie. Quant à la fécule de pommes de terre, on peut la prendre en tisane ou en lavements. — Voyez page 2.

Feuilles d'oranger. — Antispasmodique très efficace. — Voyez page 7.

Fer réduit par l'hydrogène. — Ferrugineux auquel M. Quevenne a consacré des recherches physiologiques fort laborieuses. — Voyez page 43.

Figues. — C'est le fruit du figuier (*Ficus carica*), famille des urticées. Le figuier croît naturellement en Asie et dans la partie méridionale de l'Europe. On distingue les figues blanches, les violettes et les grasses. Les figues sont indiquées dans les maladies de poitrine avec toux sèche, expectoration difficile. — Voyez pages 1 et 53.

Fleurs de grenadier classées parmi les astringents, page 6; — de coquelicots, émollientales sudorifiques, p. 10; — de guimauve, id., p. 10; — de mauve, id., p. 10; — d'oranger, antispasmodique, p. 7; — de sureau, sudorifiques, p. 10; — de tilleul, tout à la fois antispasmodiques et sudorifiques, p. 10; — de violettes, émollientes et sudorifiques, p. 10.

Fomentations. — Définition, p. 26.

Fondants. — Définition, p. 20.

Fougère mâle. — De la famille des fougères, est très efficace comme tœnifuge et est classée dans les anthelminthiques. Voyez pages 15 et 94.

Framboises. — Fruits du framboisier (*Rubus idæus*), de la famille des rosacées; on les emploie comme tempérants. Voyez page 3.

Fruits acides. — Ceux qui sont employés comme tempérants sont les citrons, les framboises, les groseilles, les mûres, les oranges, etc. Voyez page 3.

Fumeterre (*Fumaria officinalis*). — De la famille des fumariacées, employée comme tonique dans les engorgements du foie, la jaunisse, et comme dépuratif dans les dartres, la gale invétérée. Voyez page 4.

Fumigations. — Définition, page 27.

Gaïac (*Guajacum officinale*). — Bel arbre de la famille des rutacées, croît à la Jamaïque, à Saint-Domingue, au Brésil. Il fournit à la médecine son écorce et une résine qui découle naturellement de sa partie corticale. Le gaïac est donné comme sudorifique et adjuvant dans le traitement des maladies syphilitiques. Voyez page 10.

Galanga. — Racine du grand galanga (*Marantha galanga*) de la famille des amomées, croît dans les Indes, aux îles de la Sonde, en Chine. C'est un excitant peu employé. Dans l'Inde on en forme de petites brosses pour nettoyer les dents. Voyez page 6.

Galipot. — C'est la térébenthine privée de toute son essence, soit qu'elle l'ait perdue sur l'arbre même ou artificiellement par la distillation; elle forme donc le résidu de la distillation de la térébenthine. Le galipot sert en pharmacie. Voyez page 6.

Garou. — Le daphné-garou, sain-bois (*Daphne gnidium*), sous-arbrisseau de la famille des thymélées, croît dans les lieux pierreux et montagneux du midi de l'Europe, en France, en Espagne, en Italie. Partie usitée : l'écorce. C'est un vésicant très employé; on en fait une pommade pour les vésicatoires. Voyez pages 15 et 95.

Gargarismes. — Préparation magistrale destinée à combattre les affections de la bouche. Voyez page 24.

Gargarisme astringent (formule de), page 37; — émollient, p. 34; — calmant, p. 57; — antisyphilitique, p. 76; — au cyanure de mercure, page 64; — de Hunter, p. 59; — odontalgique, p. 46.

Gélatine. — C'est un produit animal que l'on retire de plusieurs parties des animaux, telles que les os, les tendons, les membranes, la peau, etc. La gélatine s'emploie en bains comme émollient. Voyez pages 2, 26 et 34.

Gentiane (*Gentiana lutea*). — De la famille des gentianées, croît dans les lieux élevés, en Auvergne, dans les Vosges, les Pyrénées, les Alpes. Partie usitée : les racines. C'est un tonique précieux et qui a un grand emploi, ayant l'avantage inappréciable de ne pas irriter les organes gastriques. Voyez pages 5 et 41.

Gingembre. — *Amomum zingiber*. De la famille des amomées, cette plante croît aux îles Philippines et est cultivée au Mexique, aux Antilles. C'est un excitant très énergique, peu usité, si ce n'est en Angleterre, où on l'emploie dans les coliques goutteuses, rhumatismales. Voyez page 6.

Girofle. — C'est la fleur non épanouie du caryophyllus aromaticus, de la famille des myrtées. C'est un excitant peu employé. L'essence de girofle étendue d'alcool calme parfois les douleurs provenant d'une dent cariée. Voyez page 6.

Gomme arabique et du Sénégal. — Formé par l'*Acacia arabica*, de la famille des légumineuses. Croît en Arabie, en Egypte, au Sénégal, dans la Gambie, ainsi que dans l'Inde, le Chili et la Nouvelle-Hollande. La gomme arabique est en morceaux ou larmes blanches ou légèrement colorées en jaune; elle est soluble dans l'eau. On l'emploie comme émollient en tisane, en sirop, en pâte. C'est un des émollients le plus souvent employés. Voyez pages 1, 28, 33, 35.

Gomme ammoniaque. — Fournie par le *Dorema ammoniacum*, de la famille des ombellifères. Elle prend son nom d'ammoniaque parce qu'elle est récoltée dans la Libye, près du temple de Jupiter Ammon. Cette gomme nous vient surtout des Indes orientales, de l'Égypte. On distingue celle en larmes et celle en sorte. A l'extérieur on l'emploie sous forme d'emplâtre comme résolutive, et à l'intérieur comme excitante dans le traitement de l'asthme et des catarrhes pulmonaires chroniques. Voyez page 8.

Gomme gutte. — C'est un suc concret, gommo-résineux qu'on retire de plusieurs espèces de guttifères. La gomme gutte découle naturellement de l'écorce par incision et nous arrive de l'Inde par la voie de l'Angleterre. Elle est en morceaux amorphes ou cylindriques, d'un jaune brunâtre. L'extérieur est d'un jaune rouge à l'intérieur, à cassure vitreuse. C'est un purgatif drastique très violent. Voyez pages 13, 32, 93.

Graine de lin (*Lini semina*). — Du *Linum usitatissimum*, de la famille des linacées. Croît naturellement dans les champs. Parties usitées : les graines et l'huile. La graine de lin est un émollient très usité employé en tisane et en lavement. Réduite en farine, on en fait des cataplasmes. Voyez pages 1, 33, 51, 26.

Granules de digitaline. — Voyez page 63.

Gratiole. Herbe au pauvre homme. — *Gratiola officinalis* de la famille des scrophulariées. Herbacée indigène commune dans les lieux humides. C'est un éméto-cathartique violent qui doit ses propriétés à une résine très amère. Voyez page 12.

Gruau (*Avena excorticata*). — Est le grain dépourvu de ses valves de l'avoine cultivée. De la famille des graminées. C'est un médicament émollient qui passe aussi pour rafraîchissant. Voyez page 2.

Goudron. — Produit pyrogéné provenant de la distillation du bois; il est demi-liquide ou mou, tenace, d'un brun noirâtre, d'une odeur forte et empyreumatique. On emploie l'eau de goudron en médecine. Voyez page 50.

Gouttes d'atropine (teinture alcoolique). — Voyez page 59.

Groseilles. — C'est le fruit du groseillier, *Ribes rubrum*, de la famille des ribésicées. Croît naturellement dans nos montagnes. Il est cultivé dans les jardins, les champs, etc. C'est un tempérant très employé. Voyez page 3.

Guimauve. — *Althœa officinalis*. De la famille des malvacées. Croît spontanément dans les provinces du nord où elle est cultivée dans les jardins. Parties usitées : les racines, les feuilles et les fleurs. Voyez pages 1, 10, 34.

Huile d'amandes douces. — C'est l'huile fournie par le fruit de l'amandier cultivé, *Amygdalus communis*, de la famille des rosacées. Cette huile est limpide, d'un jaune verdâtre, non siccative, elle rancit promptement. Très employée en médecine, fait la base du cérat. Voyez pages 2, 31, 88.

Huile de camomille, page 463.

Huile de croton tiglium. — Cette huile est retirée par expression des semences du croton tiglium, arbrisseau de la famille des euphorbiacées qui croît dans les Indes orientales, aux îles Moluques, au Malabar, à Ceylan, etc. Cette huile est un purgatif drastique très violent. Voyez pages 12, 94.

Huile d'épurge. — Extraite des semences de l'euphorbe épurge (*Euphorbia lathyris*), de la famille des euphorbiacées. Cette huile est de la consistance de l'huile d'amandes douces, presque insipide, c'est un purgatif doux. Voyez pages 12, 93.

Huile de foie de morue. — Les médecins qui font usage de cette huile ne sont pas d'accord sur la cause de l'action favorable qu'elle produit. On a attribué à l'iode qu'elle contient naturellement une partie de ses propriétés antiscrofuleuses et antiphthisiques. Ce qu'il y a de certain c'est que dans ces maladies le sirop d'iodure d'amidon du docteur Quesneville la remplace parfaitement et agit même avec plus de promptitude et surtout plus de certitude. Voir page 68.

Huile iodée. — Succédanée de l'huile de foie de morue, mais à laquelle on préfère le sirop d'iodure d'amidon du docteur Quesneville. Voyez pages 67, 68.

Huile de ricin. — Huile de castor des Anglais, huile de *palma christi*. Fournie par la graine du ricin ordinaire (*Ricinus communis*), de la famille des euphorbiacées, naturalisée ou cultivée dans presque toutes les parties du globe. L'huile de ricin est légèrement jaunâtre, de consistance sirupeuse, plus pesante que les autres huiles, inodoré, d'une saveur fade. C'est un purgatif laxatif très doux et employé partout. Voyez pages 12, 32, 88.

Huile d'olive. — Se retire par expression du fruit de l'olivier d'Europe (*Olea europea*) de la famille des jasminées. L'olivier est originaire d'Asie; il est cultivé en Europe dans la partie méridionale. L'huile d'olives est tout à la fois un émollient et un laxatif. Voyez pages 2, 12, 19, 24.

Houblon (*Humulus lupulus*). — De la famille des urticées. Croît naturellement dans les haies, sur la lisière des bois, se cultive en Flandre, en Alsace, en Angleterre. Parties usitées : fruits ou cônes. Le houblon entre dans la composition de la bière à laquelle il donne sa saveur et la propriété d'aigrir moins promptement; il la rend aussi plus digestible. En médecine c'est un excellent tonique. Voyez page 5.

Hypochlorites. — La liqueur de Labarraque, le chlorure de chaux sont des hypochlorites à base de soude, ou de chaux; ils sont employés tout à la fois comme désinfectants et toniques astringents. Voyez page 4.

Hysope (*Hyssopus officinalis*). — Croît dans le midi de la France. Voyez page 6.

Injections. — Préparations de forme liquide, destinées à être injectées dans des cavités naturelles. Voyez page 25.

Injection astringente, page 57; — aromatique, p. 48; — iodée, p. 72; — opiacée, p. 57; — de Ricord, p. 57.

Iode. — Corps simple métalloïde cristallisé en belles lames d'un gris d'acier brillant, à aspect métallique. Voyez pages 9, 65 et 69.

Iodure d'amidon soluble du docteur Quesneville. On peut obtenir cet iodure sans aucun excès d'amidon et de dextrine et même à proportions définies, en suivant le procédé suivant, qui répond aux critiques dont ce composé très curieux a été l'objet.

On commence par désagréger l'amidon au moyen de la chaleur et de 10 pour 100 d'iode. L'iodure obtenu est dissous et décomposé dans l'eau bouillante additionnée de carbonate de soude, on filtre alors la liqueur devenue incolore, et après une évaporation des trois quarts environ, lorsqu'elle commence à devenir épaisse, on précipite par l'alcool. On lave la matière gommeuse qui se sépare à l'alcool, c'est l'amidon soluble mêlé de dextrine. On le dissout dans 10 parties d'eau tiède et on filtre, puis dans cette liqueur refroidie on jette un léger excès d'iode et on agite; au bout d'une heure, l'amidon soluble est converti en iodure d'un bleu foncé qu'il faudrait même séparer plus tôt de son excès d'iode si la liqueur devenait rougeâtre. Cette liqueur est alors évaporée à une douce chaleur, et précipitée ensuite par l'alcool; on ne doit mettre que la quantité d'alcool nécessaire pour précipiter l'iodure, car un excès précipiterait la dextrine. Cet iodure est alors très pur et se redissout à froid dans l'eau en la colorant d'un bleu intense. Pages 68 et 69.

Iodhydrargyrate d'iodure de potassium. — C'est un sel double, qui résulte de la combinaison de l'iode avec l'iodure de potassium. Voyez son emploi page 78.

Iodoforme. — C'est un composé très curieux, découvert par Serullas, et qui est formé d'iode et de carbone. L'iodoforme est un composé doué d'une très grande activité et qui mériterait d'être plus employé. Voyez page 67.

Ipécacuanha. — De la famille des rubiacées; on en distingue trois sortes principales : l'*ipécacuanha annelé*, *le strié*, *le blanc*. L'ipécacuanha annelé est celui qui est employé en médecine. Voyez pages 11, 32 et 86.

Iris de Florence (*Iris florentina*). — De la famille des iridées, croît naturellement en Provence, en Italie, à Florence. Purgatif peu employé. Voyez page 15.

Jalap (*Radix jalapa*). — De la famille des convolvulacées, vient de l'Amérique méridionale et surtout des environs de Xalapa, ville du Mexique, d'où il tire son nom de jalap. Le jalap contient une résine en laquelle consiste toute sa vertu purgative; on la substitue très souvent au jalap en l'associant à des mucilagineux, soit dans un looch, une potion gommeuse ou des biscuits. Voyez pages 12, 52 et 91.

Jujubes. — Fruit du jujubier (*Rhamnus zizyphus*), de la famille des rhamnées, originaire de la Syrie et naturalisé dans la partie méridionale de l'Europe, l'Italie, la Provence. Les jujubes sont employées comme émollients. La pâte de jujubes a un emploi considérable. Voyez pages 1, 28, 53 et 55.

Juleps. — Variété de la potion. Voyez p. 24.

Julep calmant, page 56; — contre-stimulant, p. 86; — émollient, p. 54.

Jusquiame noire, *Hyoscyamus niger*. — De la famille des solanées, croît spontanément dans les décombres, les lieux incultes, le long des chemins. La jusquiame est un narcotique puissant; elle renferme un principe actif, l'hyoscyamine, encore peu connue et même vue. Voyez pages 9, 51 et 61.

Kermès. — C'est un sulfure d'antimoine obtenu par voie humide; c'est une poudre floconneuse, légère, d'un rouge pourpre foncé, velouté, brillant au soleil : c'est un vomitif, mais il n'est employé que comme stimulant de la muqueuse pulmonaire : on le prend dans un looch à la dose de 5 à 10 centigrammes. Voyez pages 11, 85 et 86.

Kino. — Suc extractif concret, provenant de végétaux et de pays différents. On distingue les kinos de Gambie, de la Jamaïque, des Indes orientales, de la Colombie. Le kino a de l'analogie avec le cachou. C'est un astringent. Voyez page 4.

Kousso. — Introduit depuis peu dans la matière médicale, le kousso paraît avoir une action spéciale et constante sur le tænia ou ver solitaire. Voyez page 94.

Laurier (*Laurus nobilis*).—Originaire des contrées méridionales de l'Europe, cultivé en France. Ses feuilles sont un excitant extracto-aromatique. Voyez page 6.

Laurier-cerise (*Prunus lauro-cerasus*). — Originaire des bords de la mer Noire et cultivé dans les jardins. Parties usitées : les feuilles. On en fait une eau distillée qui a une action thérapeutique très violente et qu'elle doit à l'acide hydrocyanique. Voyez pages 63 et 9.

Lactate de fer. — Préparation de fer très estimée, dont la thérapeutique doit l'emploi à M. Gélis. Voyez page 43.

Lactucarium. — C'est le suc épaissi qui s'écoule naturellement d'incisions pratiquées à la tige de la laitue cultivée. Voyez page 58.

Lavande. — Excitant aromatique de la famille des labiées. On distingue la lavande vraie, la lavande aspic, le stœchas. La lavande aspic est surtout employée pour faire l'essence de lavande très usitée dans la parfumerie. Voyez page 6.

Lait. — C'est un produit de sécrétion fourni par les mammifères. On distingue surtout le lait de vache et le lait d'ânesse, dont les emplois sont fréquents en médecine. Le lait d'ânesse se rapproche de celui de la femme. Voyez page 21.

Lavements. — Préparations de forme liquide destinées à être introduites dans le rectum. Voyez page 25.

Lavement astringent, page 56; — antispasmodique, p. 54; — arsenical, de Boudin, p. 79; — antiseptique, p. 59; — de camomille, p. 46; — de cubèbe, p. 48;— de copahu, p. 49; — de digitale, p. 63; — diurétique, p. 84; — laudanisé, p. 57; — émollient, p. 54; — de pavots, p. 57; — d'huile de ricin, p. 88; — de quinquina, p. 59; — de sulfate de quinine, p. 41; — laxatifs, p. 11 et 87.

Lichen d'Islande. — Cryptogame de la famille des lichénées, croît en Islande, en Suisse, dans les Vosges, les Alpes. Le lichen contient une substance féculente et mucilagineuse qui le range dans les émollients; il est renommé dans les maladies de poitrine. Voyez pages 2 et 55.

Limonades, page 24; — de Roger, p. 89;— sulfurique, p. 5.

Liniments. — Définition, page 26.

Liqueur hygiénique au curaçao, p. 42; — arsenicale de Fowler, p. 79; — arsenicale de Devergie, p. 79;—arsenicale de Boudin, p. 79;—mercurielle de Wan-Swieten, p. 76.

Loochs. — Définition, p. 24.

Looch contre-stimulant, p. 86; — calmant, p. 56.

Lotions. — Définition, page 26.

Lotion astringente, p. 58; — de Pagliari, p. 58; — végéto-minérale, p. 55; — cyanurée, p. 64.

Magnésie. — Oxyde de magnésium, substance blanche, pulvérulente, très légère, très peu soluble dans l'eau; possède une forte réaction alcaline; elle était classée autrefois parmi les terres; on sait aujourd'hui que c'est un oxyde métallique; son métal, le magnésium, a de l'analogie avec l'aluminium comme aspect. La magnésie est le contrepoison des acides et de l'arsenic. Voyez pages 12, 88, 16 et 32.

Maïs ou Blé de Turquie. — Fruit du maïs cultivé (*Zea maïs*) : c'est une graminée originaire de l'Amérique méridionale et cultivée dans plusieurs parties de la France. La farine de maïs est employée comme aliment dans les longues convalescences, les phlegmasies chroniques des organes pulmonaires, etc. Voyez page 2.

Manière d'employer les médicaments. Voyez page 21.

Manne. — Suc concret, fourni par plusieurs espèces de *frênes*, et surtout par le frêne à fleurs (*Fraxinus ornus*), de la famille des jasminées; croît en Sicile, en Calabre, dans la Pouille. On distingue trois sortes commerciales de manne : la manne en larmes, la manne en sorte, la manne grasse; c'est un purgatif laxatif très employé. Voyez pages 11, 32 et 87.

Mannite. — C'est la partie purgative de la manne ; elle se présente en beaux cristaux blancs, comme le sucre de canne; elle a un goût très sucré ; c'est un bon purgatif que nous recommandons à toute l'attention des médecins. Voyez pages 12, 32 et 87.

Mastic (*Resina mastiche*).— Est un suc résineux, concret, qui découle, à l'aide d'incisions transversales pratiquées à l'écorce du *Pistachia lentiscus*; arbrisseau qui croît à l'île de Chio, en Portugal, en Espagne, en Italie; c'est un excitant. Voyez page 6.

Médecine de Napoléon. — Employée par Corvisart pour le purger. Voyez page 86.

Médication combinée. — C'est l'association des médicaments entre eux, soit pour modérer l'action trop forte des uns, ou la rendre plus efficace. Voyez page 20.

Mélisse ou **citronnelle** (*Melissa officinalis*).— Plante vivace, commune dans les bois et surtout dans nos contrées méridionales ; de la famille des labiées ; c'est une plante aromatique employée comme excitant. L'eau de mélisse a de la réputation dans le monde entier. Voyez pages 6 et 47.

Menthe (*Mentha piperita*).— Originaire d'Angleterre, de la famille des labiées. On la cultive dans nos jardins; c'est une plante aromatique et un stimulant des plus employés. Voyez pages 6 et 48.

Mercuriaux. — Médicaments à base de mercure. Voyez page 75.

Mercure doux porphyrisé. — C'est le protochlorure de mercure, obtenu par sublimation dans des matras. Voyez son emploi page 90.

Mesures de capacité. — Voyez page 22.

Miel. — C'est un sucre fourni par l'abeille (*Apis mellifica*), insecte hyménoptère de la division des articulés. Le miel le plus estimé est celui de Narbonne; il est blanc, grenu, aromatique et d'un goût très agréable. Voyez pages 1 et 34.

Mixtures. — Potions très chargées de médicaments. Voyez page 24.

Mixture tonique et stimulante. — Voyez page 39.

Morelle noire (*Solanum nigrum*). — De la famille des solanées, très commune en Europe, dans les champs, les vignes; fraîche, elle paraît être toxique, et perdre sa propriété vénéneuse par la cuisson; elle jouit à l'état frais de quelques propriétés narcotiques. On en compose des fomentations, des injections, des lavements sédatifs calmants. Voyez page 8.

Mousse de Corse ou **Coralline de Corse.** — La mousse de Corse est composée au moins d'une vingtaine d'algues ou cryptogames ; ce sont des conferves, des corallines, des ulves et surtout des fucus. On la récolte en raclant les rochers battus par la mer ; elle nous vient de la Sardaigne, de la Sicile et surtout de l'île de Corse, d'où lui vient son nom. La mousse de Corse est un vermifuge fort employé. Voyez pages 15 et 94.

Moutarde (Farine de).— *Sinapis nigra*, de la famille des crucifères. La moutarde blanche *Sinapis alba* se prend à l'intérieur; elle convient dans les paresses du canal intestinal, comme cela s'observe chez les personnes constipées. Quant à la moutarde noire, elle ne sert que pour sinapismes. Voyez pages 13 et 26.

Mucilages. — Des différents mucilages. Voyez page 24.

Mûres. — C'est le fruit du mûrier (*Morus nigra*) de la famille des urticées. Le suc de ce fruit est acide et employé comme tel comme tempérant. Voyez page 5.

Musc. — C'est un produit sécrété par plusieurs espèces de chevrotins, et, surtout, par le chevrotin porte-musc (*Moschus moschiferus*); mammifère ruminant. On distingue le musc tonquin, le musc Kabardin, de Russie, de Sibérie; le musc de Bengale, fourni par les Anglais et les Hollandais; le plus estimé est le musc de Tonquin. Le musc est un antispasmodique puissant. Voyez page 7 et 31.

Muscades. — Ce sont les fruits du muscadier (*Myristica moschata*), de la famille des myristicées, croît naturellement aux Moluques, aux îles d'Amboine ; il est cultivé à l'île de France, à Bourbon, aux Antilles. Les muscades sont un excitant; elles sont plutôt employées dans les aliments qu'en thérapeutique. Voyez page 6.

Myrrhe. — Gomme résine qui nous vient de l'Arabie et de l'Abyssinie, de la famille des térébinthacées. La myrrhe est un des médicaments les plus anciennement connus, c'est un excitant peu usité en France. Voyez page 6.

Nerprun ou **Noirprun** (*Rhamnus catharticus*).—Arbrisseau de la famille des rhamnées. Leurs baies, ou plutôt leur suc, sont un purgatif drastique, irritant et très énergique. On en compose un sirop que l'on emploie souvent pour purger les chiens. Voyez pages 12 et 91.

Nitrate d'argent. — C'est un sel blanc cristallisé en larges lames, soluble dans l'eau. Il est très employé à l'extérieur, soit en collyres ou pommades, soit fondu en bâtons comme caustique. Voyez pages 44 et 58.

Nitrate acide de mercure. — Employé comme caustique dans les ulcérations syphilitiques. Voyez page 44.

Nitrate de potasse. — Salpêtre. Sel blanc, cristallisé, soluble dans l'eau, possède des propriétés diurétiques très prononcées. Voyez pages 10, 32 et 85.

Noix de galle. — Les galles sont des excroissances qui se développent sur les jeunes rameaux ou bourgeons de plusieurs végétaux à la suite de piqûres faites par divers insectes, appartenant surtout au genre *Cynips*. La noix de galle, galle des teinturiers, se développe sur les jeunes bourgeons du *Quercus infectoria*, arbrisseau de la famille des cupulifères, qui croît à Alep, à Smyrne, dans l'Asie Mineure. On distingue plusieurs sortes de noix de galles : celles d'Alep ou galles vertes, celles de Smyrne, et celles dites du pays, ou galles blanches. Les plus estimées sont celles qui sont vertes ou noires et lourdes, comme celles d'Alep. Les noix de galles sont employées, en médecine, comme astringent ; elles doivent leur propriété astringente au tannin. Voyez page 4.

Noix vomique. — C'est la graine ou semence du vomiquier (*Strychnos nux vomica*), de la famille des apocynées. La noix vomique a des propriétés thérapeutiques très énergiques. C'est un poison violent, qui doit ses propriétés à la strychnine. La strychnine est un alcaloïde découvert dans la noix vomique et dans la fève de saint Ignace, par MM. Pelletier et Cayentou ; elle est blanche, cristallisée, soluble dans l'alcool et d'une action toxique presque foudroyante. Voyez pages 7 et 51.

Odontalgiques. — Remèdes propres à guérir les douleurs de dents. Voyez page 20.

Onguent mercuriel. — Voyez pages 15 et 73.

Opium. — C'est un suc laiteux qu'on retire du pavot somnifère (*Papaver somniferum*), de la famille des papavéracées. De la consistance d'un sirop épais, au moment où il sort des capsules, il ne tarde pas à devenir épais et à se concréter. L'opium croît en Orient, dans l'Asie Mineure, la Perse, l'Inde, l'Afrique ; il est cultivé et naturalisé dans les diverses contrées de l'Europe, et, tout récemment, M. Aubergier, docteur ès sciences, professeur à la Faculté des sciences de Clermont, a prouvé que l'on pouvait obtenir, en France, un opium d'une qualité tout aussi riche que le meilleur opium connu ; il a prouvé, en outre, que l'on pouvait l'obtenir avec une richesse constante en morphine, soit 10 p. º/º, ce qui est d'une importance considérable en médecine. L'opium est un produit excessivement complexe. Outre la morphine, qui est le principe actif, il renferme encore beaucoup d'autres alcaloïdes, principes immédiats ; nous citerons les principaux : la narcotine, la codéine, la méconine, la narcéine, la thébaïne ; puis un acide, l'acide méconique. L'opium est employé surtout à l'état d'extrait aqueux. Les principes de l'opium, la morphine, et les sels que cette substance forme avec les acides sulfurique, hydrochlorique, acétique, le sont aussi beaucoup. On les emploie surtout pour être absorbés sous la peau, soit par la méthode endermique. La codéine est aussi employée assez souvent. Quant aux autres principes, ils n'ont aucun emploi ; les meilleurs opiums sont ceux de Smyrne et de Constantinople ; celui d'Egypte est le moins bon ; il est surtout riche en narcotine. Voyez pages 8, 17, 31 et 55.

Oranges. — L'oranger (*Citrus aurantium*), de la famille des aurantiacées, est originaire de l'Inde et de la Chine. Transporté en Europe, il est cultivé en Provence. Les fruits de l'oranger donnent un suc employé comme tempérant. Voyez page 5.

Oseille (*Acetosæ folia, Rumex acetosa*). — De la famille des polygonées. L'oseille contient un suc acide, l'acide oxalique combiné à la potasse, qui la rend propre à être employée comme tempérant. Voyez page 5.

Oxyde de zinc. — Fleurs de zinc ; blanc très léger. Voyez pages 8 et 55.

Oxyde rouge de mercure. — C'est un escharotique très puissant : on s'en sert pour composer des pommades pour les yeux. Voyez pages 14, 23, 58 et 74.

Pain au lactate de fer. — Voyez page 44.

Papier scrofuge. — Papier inventé par MM. Ancelin et Houilte pour panser et entretenir les vésicatoires de telle sorte que la sérosité formée se sépare au fur et à mesure de sa formation. Cette précaution est très importante. Voyez page 95.

Pariétaire (*Parietaria officinalis*, surnommée *Perce-muraille*). — Plante vivace, de la famille des urticées ; très commune dans les vieux murs, dans les décombres, est employée comme diurétique. Voyez page 10.

Pastilles d'iodoforme, page 67 ; — vermifuges, p. 95 ; — au lactate de fer, p. 43.

Pâtes de gomme arabique, au lichen, à la guimauve, aux jujubes, page 55.

Pâte de Regnault. — Voyez sa composition page 55.

Patience (*Rumex patientia*). — De la famille des polygonées ; plante vivace, indigène, croît dans les lieux incultes, et, surtout, aux environs des habitations. Parties usitées : les racines. Voyez page 4.

Pavots. — Les capsules ou têtes de pavots s'emploient à l'état sec ; elles peuvent recevoir les mêmes applications que l'opium, dont elle possède les propriétés sédatives, calmantes, stupéfiantes, sans être aussi excitantes. Les fomentations, les injections, les lavements, les collyres, les gargarismes se préparent en écrasant de une à trois têtes, selon leur grosseur, et privées de leurs graines, et en les infusant dans l'eau.

On fait aussi avec les têtes de pavots séparées de leurs graines, un extrait alcoolique, avec lequel on prépare un sirop qui a le nom de sirop diacode ou de pavots blancs. — Voyez pages 8 et 56.

Perles d'éther, du docteur Clertan, page 53.

Petite centaurée (*Gentiana centaurium*). De la famille des gentianées, croît dans les lieux incultes, est réputée tonique, jouit, quoique à un moindre degré, des propriétés de la gentiane. Voyez page 4.

Petit houx (*Ruscus aculeatus*). — Petit arbrisseau vivace, de la famille des asparaginées ; passe pour diurétique. Voyez pages 40 et 84.

Petit lait. — Manière de le faire, etc., page 25 ; — nitré, composition, p. 85.

Phosphate de soude. — Sel blanc cristallisé, soluble dans l'eau, sert comme purgatif. — Voyez page 89.

Phosphore. — Métalloïde fort curieux, et qui a dans les arts un emploi immense ; c'est avec le phosphore que se fabrique la pâte des allumettes allemandes, dites chimiques. Le phosphore ne peut se conserver que sous l'eau ; il s'enflamme au contact de l'air, et brûle en absorbant l'oxygène de l'air et se convertissant en acide phosphorique. Le phosphore produit des brûlures terribles par la rapidité avec laquelle il creuse les chairs. Le phosphore est soluble dans l'éther et l'huile, et c'est à l'aide de ces dissolvants que l'on s'en sert en médecine. C'est un excitant puissant et dangereux. Voyez pages 7 et 50.

Pied-de-chat. — Ce sont les fleurs du *Gnaphalium dioicum*, synanthérée corymbifère ; la plante en est petite, à tige traçante, cotonneuse. Cette fleur fait partie des fleurs pectorales. Voyez page 4 et 55.

Piment de la Jamaïque. — Piment des Anglais (*Myrtus pymenta*). Arbuste de l'Amérique méridionale, de la famille des myrtinées, se cultive aux Antilles, à la Jamaïque, etc. Les fruits de cet arbre ont une odeur aromatique, analogue à celle de la cannelle ; leur saveur est chaude et poivrée. Le piment est un excitant dont les Anglais surtout font usage. Voyez page 6.

Pilules, d'acétate de morphine, page 58 ; — ante cibum, p. 92 ; — antisyphilitiques, p. 76 ; — astringentes, p. 36 ; — antinévralgiques, p. 40 ; — anticéphaliques, p. 56 ; — d'atropine, p. 60 ; — angéliques d'Anderson, p. 93 ; — d'aconit, p. 62 ; — antispasmodiques, p. 33 et 63 ; — d'asa fœtida, p. 54 ; — de Belloste, p. 73 ; — de Blaud, p. 43 ; — bleues, p. 73 ; — de Bontius, p. 93 ; — calmantes toniques, p. 56 ; — de ciguë, p. 62 ; — au cyanure d'or, p. 64 ; — de calomel, p. 75 ; — de calomel et de ciguë, p. 76 ; — de chlorure d'or et de soude, p. 78 ; — diurétiques, p. 84 et 76 ; — diurétiques hydragogues, p. 84 ; — de deuto-iodure de mercure, p. 72 ; — de deuto-iodure de mercure et d'iodure de potassium, p. 78 ; — de deuto ou bichlorure de mercure et d'albumine, p. 77 ; — drastiques de Rayer, p. 74 ; — d'extrait alcoolique de noix vomique, p. 51 ; — emménagogues, p. 52 ; — ferrugineuses d'Andral, p. 44 ; — ferrugineuses aloétiques, p. 44 ; — d'hydrochlorate de morphine, p. 58 ; — d'iodure de mercure (proto ou deuto), p. 77 ; — d'iodure de fer (formules du docteur Quesneville), p. 71 ; — de lactate de fer, p. 44 ; — de Méglin, p. 64 ; — napolitaines, p. 73 ; — opiacées camphrées, p. 57 ; — d'oxyde noir de fer, p. 43 ; — de proto-iodure de mercure, p. 77 ; — de sulfate de quinine, p. 40 ; — de sulfate opiacées, p. 40 ; — de sulfate de morphine, p. 58 ; — de scille et de digitale, p. 63 ; — de Sédillot, p. 73 ; — térébenthinées, p. 50 ; — de Vallet, p. 44 ; — de valériane, p. 54.

Pissenlit. — Dent de lion (*Leontodon taraxacum*). Plante vivace, indigène, de la famille des synanthérées-chicoracées, très commune dans les prés. Le pissenlit s'administre comme la chicorée et a les mêmes propriétés fondantes. Voyez page 4.

Poivre à queue. — Voyez cubèbe.

Poivre noir. — Fruit du *Piper nigrum*, de la famille des pipérinées. Originaire des Indes orientales et cultivé à Java, à Sumatra, à Bornéo, à l'île de France, etc. C'est un excitant. Le poivre noir renferme une substance cristalline très curieuse, le pipérin, très employé aux Etats-Unis contre les fièvres intermittentes. — Voyez page 6.

Pommade antiophthalmique de divers auteurs, pages 74 et 75 ; — antidartreuse, p. 75 ; — antidartreuse à base d'extrait de Baréges, p. 81 ; — antipsorique, p. 80 ; — alcaline, p. 82 ; — astringente, p. 37 ; — d'atropine, 58 ; — de chlorure d'or, p. 78 ; — de belladone, p. 61 ; — de cyanure de potassium, p. 63 ; — de cyanure de mercure, p. 64 ; — épispastique au garou, p. 75 ; — iodurée, p. 72 ; — d'iodoforme, p. 67 ; — hydriodatée, p. 75 ; — fébrifuge de Boudin, p. 40 ; — d'iodure de plomb, p. 72 ; — contre la migraine, p. 64 ; — martiale de Velpeau, p. 44 ; — contre les névralgies faciales, p. 60 ; — phosphorée, p. 51 ; — de strychnine, p. 51 ; — mercurielle, simple et double, p. 74.

Pommes. — Fruit du *Malus communis*, de la famille des rosacées ; il y a au moins deux cents variétés de pommes ; celle de reinette est préférée pour l'usage médical. — Voyez page 5.

Potions. — Ce qu'on entend par ce terme, page 24 ; — du docteur Abeille, au sulfate de strychnine contre le choléra à l'état algide, p. 51 ; — astringente, p. 36 ; — antipériodique, p. 40 ; — antiémétique de Rivière, p. 45 ; — antiscorbutique, p. 48 ; — arsenicale, p. 79 ; — aromatique, p. 48 ; — antispasmodique, p. 55 ; — benzoïque, p. 49 ; — de Chopart, p. 49 ; — calmante, p. 56 ; — au castoréum, p. 54 ; — contre la coqueluche, p. 61 ; — de codéine, p. 58 ; — cordiale, tonique et stomachique, p. 39 ; — diaphorétique, p. 45 ; — à l'eau de laurier-cerise, p. 63 ; — d'ergotine, p. 52 ; — émétisée vomitive, p. 85 ; — emménagogue, p. 52 ; — hydrocyanique, de Magendie, p. 65 ; — huileuse, p. 54 ; — kermétisée, p. 85 ; — laxative, p. 88 ; — purgative à la manne, p. 88 ; — purgative de Cruveilhier, p. 88 ; — vomitive à l'émétique, p. 85 ; — stimulante diffusible, p. 45 ; — contre la sciatique, p. 50.

Préparations ferrugineuses, pages 5 et 42 ; — iodurées et d'iodure d'amidon, p. 65 ; — mercurielles, p. 73 ; — magistrales (ce qu'on entend par ce mot), p. 23 ; — officinales (ce qu'on entend par ce mot), p. 27 ; — de quinquina ou de quinine, p. 40 ; — arsenicales, p. 79 ; — sulfureuses, p. 80 ; — d'antimoine, p. 85 ; — cyaniques, p. 63 ; — de digitale et de digitaline, p. 62 ; — d'aconit et d'aconitine, p. 62 ; — de ciguë, p. 61 ; — de belladone et d'atropine, p. 60 ; — d'opium et sels de morphine, p. 55 ; — de noix vomique et de strychnine, p. 51 ; — de phosphore, p. 50 ; — de bismuth, p. 55 ; — de baume de copahu, p. 49 ; — de cubèbe, p. 48 ; — de térébenthine, p. 50 ; — de gentiane, p. 41 ; — d'or, p. 78 et 94.

Prix courant. — Voyez page 96.

Poudre de charbon et de quinquina, page 40 ; — ferrée du docteur Quesneville, p. 42 ; — composée, contre la coqueluche, p. 60 ; — composée, diurétique, p. 84 ; — tempérante, p. 62 ; — d'iodure d'amidon soluble, p. 69 ; — d'iodure d'amidon non soluble, p. 69 ; — de seigle ergoté, p. 52 ; — des frères Mahon, p. 32.

Pulpes. — Médicaments de consistance de pâte assez molle, formés du parenchyme des végétaux. — Voyez page 25.

Purgatifs. — Des diverses classes de purgatifs. Voyez pages 11 et 87.

Pyrèthre. — Racine salivaire (*Anthemis pyrethrum*). De la famille des synanthérées ; plante vivace, croît dans le midi de la France. Voyez pages 6 et 46.

Quassia. — Bois de Surinam (*Quassia amara*). C'est une rutacée arborescente, de la section des quassiées, qui croît spontanément à Surinam. Le quassia est un tonique amer très énergique. On en fait une tisane avec 8 à 16 grammes par litre d'eau, ou un vin amer avec 50 grammes par bouteille ; il se boit par cuillerées. — Voyez page 4.

Quinine. — Substance active du quinquina, découverte par MM. Pelletier et Caventou, combinée à l'acide sulfurique forme le sulfate de quinine, dont l'emploi est aujourd'hui général. Voyez page 40.

Quinquina. — C'est le médicament par excellence ; il y a un grand nombre d'espèces de quinquinas. Les vrais quinquinas appartiennent au genre cinchona, de la famille des rubiacées. Le quinquina est un arbre d'un port assez élégant, qui croît au Pérou, aux environs de Loxa, de Santa-Fé de Bogota, etc. L'écorce seule est employée. On en distingue trois espèces médicinales, auxquelles on rapporte les diverses variétés, le gris, le jaune, le rouge. Leur substance active est la quinine.

1° Le quinquina gris (*Cinchona Condaminea*) ne contient guère que la cinchonine ; on y distingue les espèces Loxa et Lima ;

2° Le quinquina jaune (*Cinchona cordifolia*) est surtout le quinquina officinal ; il a deux espèces : le quinquina calisaya, ou jaune royal, et le quinquina jaune mondé. Ces quinquinas sont riches en quinine, et ce sont ces écorces que l'on traite pour la fabrication du sulfate de quinine ;

3° Le quinquina rouge (*cinchona oblongifolia*) est rare ; il est très astringent et contient peu de quinine, peu employé en général. Voyez pages 5, 29, 38, 39, 40 et 41, pour l'emploi des quinquinas.

Racine de fenouil (*Anethum fœniculum*). — Diurétique. Voyez page 10.

Racine de persil (*Petroselinum sativum*). — Diurétique. Voyez page 10.

Racine de réglisse (*Glycyrrhiza glabra*). — De la famille des légumineuses. Croît naturellement dans les parties méridionales de l'Europe, en Sicile, en Calabre et dans quelques parties de l'Allemagne, cultivée aussi dans les jardins. Les produits de la réglisse, les racines, l'extrait, le suc brut ou purifié sont très employés. La réglisse est usitée contre les rhumes, les affections catarrhales. Voyez page 1.

Racine de violette. — Les racines des diverses espèces du genre *viola* ont des propriétés vomitives assez prononcées. M. Boullay a même extrait de ces dernières un principe immédiat, la *violine*, analogue à l'émétine. Voyez page 1.

Raifort (Grand raifort, *Cochlearia armoracia*). — Plante vivace de la famille des crucifères. Croît surtout en Bretagne, dans les lieux humides, aux bords des ruisseaux. Parties usitées : les racines. Le raifort sauvage possède des propriétés stimulantes très énergiques. Il entre dans la composition du sirop antiscorbutique. Voyez page 6, 47.

Raisin sec. — C'est le fruit de la vigne (*Vitis vinifera*), de la famille des vinifères. Originaire d'Asie et cultivée dans les parties tempérées de l'Europe. Le raisin sec est conseillé en tisane dans les irritations et inflammations de poitrine. C'est un des quatre fruits pectoraux. Voyez page 1, 33.

Rapport des poids décimaux à la livre métrique, page 21.

Ratanhia. — Fourni par le *Krameria triandra* de la famille des polygalées, qui roît au Mexique, au Pérou, et par le *Krameria ixina*, arbuste qui croît à Saint-Domingue et dans les autres Antilles. Parties usitées : la racine. Le ratanhia est un astringent et un tonique tout à la fois. Voyez pages 4, 36.

Régénérateur du sang et Pilules du docteur Vaume. — Deux médicaments ayant une grande vogue et jouissant de propriétés précieuses dans les maladies syphilitiques, les dartres, etc. Ces médicaments, un peu oubliés aujourd'hui en France, sont toujours très recherchés aux colonies. Voyez page 83.

Répercussifs. — Définition et application. Voyez page 20.

Résine élémi. — Suc oléo-résineux obtenu par incision de l'*Amyris elemifera* de la famille des térébinthacées. C'est un excitant. Elle entre dans la composition du baume d'Arcæus, de l'onguent styrax et du baume de Fioraventi. Voyez page 6.

Rhubarbe. — Racines fournies par diverses espèces du genre Rheum, et en particulier par le *Rheum palmatum* de la famille des polygonées. Croît en Chine, en Tartarie et en Sibérie. La rhubarbe se cultive aussi en France, mais cette dernière est loin d'avoir les propriétés de celle de Chine, qui est la plus estimée. On distingue encore le Rhapontic fourni par le *Rheum rhaponticum*. Cette sorte est cultivée dans les jardins aux environs de Paris. La rhubarbe est un médicament populaire comme la casse et le séné. Voyez, pour ses propriétés et formules, pages 12 et 90.

Rob Boiveau-Laffecteur. — Dépuratif très employé aujourd'hui et qui a une réputation plus qu'européenne, car il est connu dans toutes les parties du monde. Depuis dix ans le docteur Giraudeau Saint-Gervais a donné une impulsion très grande à l'emploi médical de ce médicament en provoquant partout des essais et des expériences. Beaucoup de médecins ont répondu à son appel et ont expérimenté avec succès ce médicament sur un grand nombre de malades. Voyez page 82.

Romarin (*Rosmarinus officinalis*). — Arbrisseau des contrées méridionales de l'Europe, de la famille des labiées. C'est un excitant. On en retire une essence dite de romarin qui sert en parfumerie. Voyez pages 6, 47.

Roses de Provins. — Roses rouges. Elles sont fournies par le rosier officinal, *Rosa gallica* de la famille des rosacées. Les roses rouges se cueillent en bouton ; à cette époque elles contiennent plus de principes actifs. Les roses de Provins sont un astringent très employé et agréable à prendre en même temps ; elles doivent leur propriété au tannin. — Voyez page 4, 37.

Rue ou **Rue fétide** (*Ruta graveolens*). — Est un arbuste de la famille des rutacées, qui croît dans les lieux secs et pierreux du midi de l'Europe. C'est un stimulant et un emménagogue. Voyez page 7.

Sabine. — Le genévrier sabine est un arbrisseau de la famille des conifères qui croît dans les montagnes arides et pierreuses du midi de l'Europe, l'Espagne, le Portugal, l'Italie et surtout au pays des Sabins, d'où lui est venu son nom. C'est un antispasmodique emménagogue. Voyez pages 7, 52.

Safran (*Crocus sat vus*). — De la famille des iridées, originaire d'Orient et cultivé dans les parties méridionales de l'Europe : en France, à Avignon, dans le Gâtinais, etc. Les parties usitées sont le style et les stigmates. C'est un emménagogue très employé. Voyez pages 7, 52.

Sagou. — Fécule qu'on retire de plusieurs espèces de palmiers et surtout du *Sagus genuina*. Voyez page 2.

Salsepareille. — On donne ce nom à plusieurs sortes de racines fournies par diverses espèces de *Smilax* de la famille des asparaginées. On distingue dans le commerce plusieurs sortes de salsepareille, la salsepareille du Mexique, dite de Honduras, la salsepareille rouge, dite de la Jamaïque, celle du Brésil, dite du Portugal. La salsepareille est classée dans les médicaments dits sudorifiques et dépuratifs. Elle forme la base du sirop de Cuisinier, de Laffecteur et de tous les dépuratifs en général. Voyez pages 10 et 82.

Santonine. — Substance blanche cristalline, se colorant à la lumière, et qui est douée de toutes les propriétés anthelminthiques du semen-contra dont elle est le principe actif. Voyez pages 15, 95.

Saponaire (*Saponaria officinalis*). — Plante indigène de la famille des caryophyllées. Croît dans les lieux bas, humides, les ruisseaux. On a retiré de la saponaire une substance blanche très soluble dans l'eau, la saponine, et qui mousse comme l'eau de savon ; c'est cette matière qui communique à la plante sa propriété de mousser comme l'eau de savon. La saponaire est employée comme tonique dans les affections dartreuses et les engorgements scrofuleux. Voyez page 4.

Sassafras. — C'est la racine et non le bois du sassafras officinal (*Laurus sassafras*). Famille des laurinées. Croît dans la Virginie, la Caroline, le Brésil, etc. C'est un sudorifique et dépuratif. Voyez pages 10, 83.

Sauge (*Salvia officinalis*). — De la famille des labiées. Croît spontanément dans les provinces méridionales de la France ; est cultivée dans les jardins. C'est un excitant et un emménagogue. Elle jouissait dans l'antiquité d'une grande réputation d'où lui vient son nom de *Salvia salvare*. Voyez pages 6, 47.

Séné. — Ce sont les folioles de plusieurs espèces du genre cassia, de la famille des légumineuses. Les follicules de séné sont les fruits de l'arbre. Le séné est un purgatif. Voyez pages 12, 90.

Scammonée. — Suc concret de nature extracto-gommo-résineuse dont on distingue plusieurs sortes, la scammonée d'Alep, de Smyrne, de Montpellier. La scammonée d'Alep et celle de Smyrne sont les plus estimées. Elles sont fournies par le *Convolvulus scammonia* de la famille des convolvulacées. La scammonée de Montpellier s'obtient par l'évaporation du suc du *Cynanchum monspeliacum* de la famille des apocynées. La scammonée est un purgatif drastique. Voyez pages 12, 91.

Scille (*Scilla maritima*). — Plante bulbifère de la famille des liliacées. Croît sur les bords de la Méditerranée, de l'Océan, en Bretagne, en Normandie. Parties usitées : les bulbes ou plutôt les écailles ou squames moyennes du bulbe. La scille est un diurétique très puissant et très estimé. Voyez pages 10, 83.

Semen-contra (*Semen sanctum*). — On distingue celui du Levant ou d'Alep et d'Alexandrie et celui de Barbarie. Ces deux espèces appartiennent au genre *Artemisia*. Le semen-contra est un anthelminthique qui doit ses propriétés à la santonine. Voyez pages 15 et 75.

Simarouba (*Quassia simaruba*). — De la famille des rutacées. Vient dans les lieux sablonneux, à Cayenne, à Saint-Domingue, à la Jamaïque. Voyez page 5.

Sinapismes, page 26.

Sirops. — Ce sont des produits ayant le sucre pour base. Voyez page 27.

Sirop d'iodure d'amidon du docteur Quesneville. — Ce sirop est supérieur à toutes les préparations d'iode employées jusqu'à ce jour : bien que son action soit due à l'acide hydriodique qui se produit intérieurement par sa facile décomposition ; cependant un sirop à base d'acide hydriodique lui serait inférieur à cause de l'altérabilité de cet acide qui, au contact de l'air, devient ioduré, et dès lors irritable. Tout sirop qui aurait donc l'acide hydriodique pour base, soit qu'il fût préparé directement avec l'acide hydriodique, ou par suite de la réaction de l'iode sur une substance végétale, offrirait des dangers que ne peut offrir le sirop d'iodure d'amidon, dont un excès d'amidon est toujours prêt à neutraliser l'iode mis à nu. Voyez page 68.

Soufre doré d'antimoine. — Préparation analogue au kermès. Voyez page 11.

Sous-nitrate de bismuth. — Préparation de bismuth qu'on obtient en précipitant par l'eau la dissolution de bismuth dans l'acide nitrique. Le sous-nitrate de bismuth est aujourd'hui très employé et à très haute dose. Tout récemment le docteur Monneret a publié le résultat de sa clinique à l'hospice des Enfants malades où il emploie cet agent thérapeutique jusqu'à la dose de 15 à 20 grammes par jour dans les cas de dysentérie et autres affections analogues des intestins ; il prétend n'avoir jamais éprouvé d'accidents d'aucune sorte. Voyez page 55.

Sparadrap de Vigo, page 71.

Squine. — Racines du *Smilax China* de la famille des asparaginées. Croît en Chine, au Japon. La squine se donne en tisane composée comme celle de la salsepareille. C'est un sudorifique. Voyez pages 10, 85.

Staphysaigre (Herbe au poux, *Delphynium staphysagria*). — De la famille des renonculacées. Ses semences sont la partie usitée. C'est un antipédiculaire. M. Lassaigne en a retiré un alcaloïde, la delphine, qui en est le principe actif. Voyez page 15.

Stomachiques. — Médicaments qui peuvent remédier aux troubles de la digestion. Voyez page 20.

Storax (Styrax calamite). — Provient du styrax officinal. Espèce d'aliboufier qui croît en Provence, en Italie et dans presque toutes les parties de l'Orient. Il nous vient de l'Asie Mineure et des îles de l'Archipel. Le storax a l'odeur balsamique et suave des baumes. C'est un excitant. Voyez page 6.

Strychnine. — Alcaloïde découvert dans la noix vomique et la fève saint de Ignace. Voyez ce que nous en disons à l'article noix vomique.

Styrax liquide (*Liquidambar*). — *Liquidambar styraciflua* de la famille des ébénacées. L'arbre qui fournit le styrax croît au Mexique, dans la Virginie. Le styrax entre dans la composition de l'onguent styrax. Voyez page 6.

Sucre. — Substance répandue dans un grand nombre de végétaux et spécialement dans la canne et la betterave. On peut produire du sucre artificiellement, mais dans ce dernier cas il n'a pas la forme cristalline du sucre de canne. Voyez page 1.

Sucs. — Emploi et composition des sucs en général. Voyez page 23.

Sudorifiques, pages 10, 80.

Sulfate de cadmium. — Sel métallique employé en collyre de préférence au sulfate de zinc. Voyez page 4.

Sulfate de cuivre. — Sel métallique employé aussi en collyre, mais surtout comme caustique. Voyez page 14.

Sulfate de fer (Couperose verte). — Sel métallique d'un grand emploi dans les arts et aussi en médecine. Le sulfate de fer sert à préparer toutes les autres préparations de fer. Voyez son emploi pages 4, 42, 44.

Sulfate de magnésie. — Sel terreux ou plutôt métallique. A un grand emploi en médecine comme purgatif. Voyez pages 12, 88.

Sulfate de soude. — Sel analogue au précédent pour ses propriétés médicales. Voyez pages 12, 89.

Sulfate de quinine. — Sel ayant pour base l'alcaloïde du quinquina, la quinine. La découverte du sulfate de quinine par Pelletier et Caventou peut être considérée comme un véritable bienfait pour l'humanité. Voyez *Quinquina* de cette table et page 40.

Sulfate de zinc. — Sel métallique. Employé très souvent comme collyre et en injection. C'est comme astringent qu'il agit dans ces cas. Voyez pages 4, 57.

Sulfureux. — Voyez *Préparations sulfureuses*, page 80.

Tabac (Nicotiane, *Nicotiana tabacum*). — Plante annuelle originaire de l'Amérique méridionale et cultivée en Europe. Parties usitées : feuilles desséchées ou préparées. Narcotique de la famille des solanées. Le tabac contient une matière vénéneuse très active, la nicotine, qui est liquide, volatile, d'une odeur de tabac très prononcée. Voyez p. 9, 61.

Tablettes de quinquina, page 40.

Tablettes d'iodure d'amidon du docteur Quesneville, dite pastilles de santé.—Ces tablettes procurent aux personnes qui en font usage un bien-être qui s'explique facilement quand on sait que l'iode pris en très petite dose est un des éléments essentiels d'une bonne constitution. Voyez page 69.

Tamarin. — C'est la pulpe du fruit du tamarinier *Tamarindus indicus* de la famille des légumineuses. Le tamarin est un purgatif laxatif et employé comme tel; il agit aussi comme tempérant. Voyez pages 3, 11.

Tannin (Acide tanique). — Principe retiré de la noix de galle et d'autres végétaux astringents, comme le tan, le cachou qui lui doivent leurs propriétés. Le tannin pris tel que M. Pelouze l'a décrit est une poudre légèrement colorée en jaune, très légère, soluble dans l'eau. Voyez pages 4, 56.

Tapioka. — C'est la fécule du manioc, *Jatropha manihot*, de la famille des euphorbiacées. L'arbrisseau qui fournit le tapioka croît dans la Guyane, les Antilles; il est originaire d'Afrique. Voyez page 2.

Tartrate de potasse. — Sel purgatif laxatif; — de soude. Sel analogue au précédent. — Tartrate de potasse et de soude, sel de Seignette, page 90.

Teinture de gentiane ammoniacale, page 41; — de pyrèthre, 46.

Tæniafuges. — Médicaments qui ont la propriété de guérir du tænia. Voyez pages 15 et 94.

Térébenthine de Venise. — Sous le nom de térébenthines en général, on désigne des sucs oléorésineux, fournis par plusieurs arbres de la famille des térébinthacées et surtout par celle des conifères. Parmi les diverses térébenthines, on distingue la térébenthine de Venise, ainsi nommée parce qu'autrefois Venise avait à peu près le monopole de son commerce, de Briançon ou du mélèze; celle de Strasbourg ou du sapin, et celle de Bordeaux ou du pin. La meilleure térébenthine est celle dite de Venise. Pour l'obtenir, on perce le tronc du mélèze et l'on reçoit le suc dans des auges. Chaque arbre peut donner 3 à 4 kilogr. de térébenthine par an. La térébenthine distillée fournit l'essence de térébenthine dans une proportion de 38 à 40 % de son poids. La térébenthine est un excitant. Voyez pages 6, 31 et 49.

Thridace. — Extrait obtenu par la décoction dans l'eau des tiges de laitue. La thridace a joui pendant longtemps d'une immense popularité en médecine comme succédané de l'opium. Le lactucarium, qui est le même produit, mais obtenu du suc de laitue au moyen d'incisions transversales faites à sa tige à l'époque de sa floraison, paraît posséder des propriétés beaucoup plus sûres; il est vrai que, jusqu'ici, il a été préparé et spécialisé avec grand soin par M. Aubergier; il est donc à craindre que si le lactucarium sort des mains de ce chimiste, il devienne, comme la thridace, un produit mal préparé et dénué dès lors de toutes propriétés. Voyez page 59.

Thé. — On donne ce nom aux feuilles desséchées et préparées de plusieurs espèces d'arbrisseaux, appartenant au genre Thea de la famille des théacées. Il y a plusieurs espèces de thés : les thés verts et les thés noirs. Les thés verts sont : le thé bayswen, le thé perlé, d'un gris cendré, le thé poudre à canon, le thé impérial. Les thés noirs sont : le thé souchon, le thé bout ou bohé, le thé pekao. Le thé a un emploi trop connu pour qu'il soit besoin que nous nous étendions sur ses usages. Voyez page 6.

Tilleul. — Les fleurs du tilleul seules ou pourvues de leurs bractées proviennent du *Tilia europea*, arbre de la famille des tiliacées, qui croît dans les forêts de l'Europe. Le tilleul est un antispasmodique léger très employé. Voyez pages 10 et 52.

Tormentille (*Tormentilla erecta*). — C'est une rosacée indigène, qui croît dans les prés, les bois. Sa racine est seule usitée. C'est un astringent. Voyez page 4.

Tussilage ou Pas d'âne (*Tussilago farfara*). — C'est une synanthérée corymbifère. Ses fleurs seules employées sont béchiques; c'est une des quatre fleurs pectorales. Voyez pages 4 et 33.

Tisanes en général, voyez page 23.

Tisane d'absinthe, page 46; — astringente au cachou, p. 36; — antispasmodique, p. 52; — béchique, p. 33; — carminative, p. 46; — emménagogue, p. 52; — de graine de lin, p. 33; — de gomme, p. 33; — de gentiane, p. 42; — iodurée, p. 71; — nitrée p. 85; — d'orge, p. 33; — pectorale, p. 33; — de riz, p. 33.

Urée. — Substance immédiate, retirée de l'urine; c'est un diurétique peu employé, quoique paraissant très avantageux. Voyez page 11.

Valériane (*Valeriana officinalis*). — Plante vivace, indigène, commune dans les bois des environs de Paris ; elle donne son nom à la famille des valérianées dont elle fait partie. La racine, seule employée, a une odeur très forte, qui plaît souverainement aux chats qu'elle attire. C'est un antispasmodique prompt, énergique, et qui a des propriétés bien tranchées. Ses propriétés paraissent résider dans son essence et dans l'acide valérianique, si, toutefois, ce dernier n'est pas un produit de combustion de cette dernière. On a dernièrement fait des valérianates à base de zinc, de quinine et de fer, qui ont beaucoup d'emploi. Voyez pages 8, 31 et 54.

Vanille. — C'est le fruit de la vanille officinale (*Vanilla aromatica*), de la famille des orchidées, qui croît au Pérou, au Mexique, au Brésil ; on la cultive dans nos colonies, à Saint-Domingue, à l'île de France, à Cayenne. C'est un excitant aussi efficace qu'agréable. La vanille, comme telle, est mêlée au chocolat et sert aussi pour parfumer des crèmes. La parfumerie s'en sert comme parfum des plus agréables. Voyez page 6.

Véronique. — Thé d'Europe (*Veronica officinalis*). Plante indigène, commune dans les bois et sur les coteaux, de la famille des scrophulariées. C'est un excitant peu employé. Le suc de la plante est employé comme antiscorbutique. Voyez page 6.

Vermifuges. — Médicaments qui ont la propriété d'expulser les vers des intestins. Voyez pages 15 et 94.

Vésicants et rubéfiants. — Voyez pages 15 et 95.

Vin antiscorbutique. — Voyez sa composition page 47.

Violettes. — La fleur de violette (*Viola odorata*), de la famille des violariées, est un remède très populaire, fréquemment usité dans les inflammations des organes pulmonaires, les rhumes, etc. Son emploi est agréable. Voyez pages 4 et 10.

Vomitifs. — Classe de médicaments doués de la propriété de faire vomir. Voyez pages 11 et 86.

Vulnéraires. — Médicaments excitants propres à la guérison des coups, blessures, etc. Voyez page 20.

Zedoaire. — C'est la racine du *Kampteria rotonda*, plante originaire de l'Inde et des îles Moluques. Sa saveur est un peu camphrée et analogue à celle du gingembre. C'est un excitant. — Voyez page 6.

Supplément à l'article **Camphre** :

M. Raspail recommande le camphre, qui a des propriétés très précieuses, dans un grand nombre de maladies, et en fait le sujet d'un petit *Manuel de santé* qui est devenu populaire. Nous allons donc extraire de ce *Manuel* quelques-unes des formules les plus usitées.

ALCOOL CAMPHRÉ, 500 grammes d'alcool à 40 degrés et camphré 150 grammes ; — en boisson, 1 partie de l'alcool camphré ci-dessus étendu de 10 parties d'eau. — HUILE CAMPHRÉE, 250 grammes d'huile d'olive, et 30 grammes camphré en poudre. — POMMADE CAMPHRÉE, 100 grammes de saindoux et 50 grammes de camphre. — CÉRAT CAMPHRÉ, 100 grammes d'axonge, 20 grammes de cire jaune, et 50 grammes de camphre en poudre. — LAVEMENT CAMPHRÉ : faites bouillir un quart d'heure dans un litre d'eau 50 grammes de graine de lin et 10 grammes de roses de Provins ; ajoutez ensuite 10 grammes d'huile camphrée. — EAU SÉDATIVE ORDINAIRE, 60 grammes d'ammoniaque à 22 degrés, 10 grammes d'alcool camphré, 60 grammes de sel de cuisine, eau ordinaire 1 litre. — EAU SÉDATIVE MOYENNE, 80 grammes d'ammoniaque à 22 degrés, 10 grammes d'alcool camphré, 60 grammes de sel de cuisine, 1 litre d'eau. — UNE TROISIÈME EAU SÉDATIVE se prépare avec 100 grammes d'ammoniaque, 10 grammes d'alcool camphré, 60 grammes de sel de cuisine, et 1 litre d'eau. — BAINS SÉDATIFS, 200 grammes d'ammoniaque, dans laquelle on verse l'alcool camphré, un grand verre à liqueur ou 50 grammes environ, et 2 kilogrammes de sel de cuisine pour une baignoire ordinaire ; pour une baignoire d'enfant, sel de cuisine 250 grammes, 60 grammes ammoniaque et 10 grammes d'alcool camphré. — SIROP DE GOMME CAMPHRE, ajouter au sirop de gomme 24 grammes d'alcool camphré. — VINAIGRE CAMPHRÉ, 30 grammes de camphre, 1 litre vinaigre de rectifié.

TABLE

PAR ORDRE DE CHAPITRES

DES

MATIÈRES CONTENUES DANS CE MÉMENTO.

Supplément à l'édition (1) in-8° de la **Revue scientifique et industrielle**
et aux **Secrets des arts** publiés par le docteur QUESNEVILLE.

MÉMOIRES

DES

SAVANTS FRANÇAIS ET ÉTRANGERS

SUR LES SCIENCES PHYSIQUES ET CHIMIQUES,

ET LEURS APPLICATIONS

AUX AUTRES SCIENCES ET A L'INDUSTRIE,

SOUS LA DIRECTION

DE M. LE DOCTEUR QUESNEVILLE.

Édition in-4° sur très beau papier vélin.

La publication que nous annonçons n'est pas un journal, mais une collection de mémoires originaux. Là, chacun, auteur d'un bon travail, pourra le publier sans subir de critique ou des mutilations, et sans attendre un rapport ou une adhésion d'un comité quelconque. *Il y aura toujours de la place,* quelle que soit l'étendue du mémoire, la publication étant conçue de manière à rester entièrement indépendante des souscripteurs. La plupart des journaux actuels refusent les mémoires trop longs, ou ne les admettent que tronqués ou en extraits. Le contraire aura lieu dans cette publication, où l'on n'imprimera que des travaux complets ou du moins des parties complètes de ces travaux.

Ces mémoires paraîtront à des époques indéterminées et par fascicules de seize feuilles in-4° de huit pages chaque. Six fascicules formeront un volume de 96 feuilles ou de 768 pages.

(1) L'édition in-8° paraît chaque mois par cahier de 3 feuilles; elle renferme sur la chimie et la pharmacie les analyses et les extraits des grands mémoires que l'on ne pourrait y insérer en entier. Elle donne aussi toutes les applications de la chimie à l'industrie, publie les brevets d'invention qui ont rapport aux arts chimiques, donne en outre une grande quantité de recettes, procédés et formules, plus le compte-rendu des sociétés savantes. Elle forme chaque année un volume de 36 feuilles du prix de 10 francs.

Le prix de chaque fascicule sera payé par les abonnés au fur et à mesure de leur publication, sans engagement de leur part de continuer et sans être obligé de rien payer d'avance. Le premier fascicule paraîtra dans le courant de juillet.

De cette sorte nous pourrons, suivant le succès de cette publication ou l'abondance des matériaux, multiplier le nombre des fascicules tout en n'y insérant, bien entendu, que des mémoires importants et ayant rapport aux sciences physiques et chimiques, ou restreindre ce nombre si les matériaux font défaut.

Si cette publication qui manque aux savants est goûtée et encouragée par eux, les *Mémoires des savants français et étrangers* pourront par la suite devenir une collection à peu près complète de tous les travaux qui paraissent en Europe sur la physique et la chimie et sur leurs applications aux autres sciences et à l'industrie. Nous ne sortirons pas de ce cadre qui est déjà assez vaste.

Nous inviterons donc les savants qui désireront encourager cette publication à nous le faire savoir en nous autorisant par écrit à leur adresser dès son apparition le premier fascicule de ces Mémoires. Les souscripteurs à six fascicules seront considérés par nous comme fondateurs, et leurs noms, à moins qu'ils ne s'y opposent, inscrits comme tels dans ce volume. Ainsi que nous l'avons déjà dit plus haut, ils n'auront rien à payer d'avance; mais seulement après réception d'un ou plusieurs fascicules, ils nous en feront tenir le prix soit par un libraire, soit par un bon sur la poste en notre nom et à notre adresse. Mais comme il pourra y avoir, suivant l'importance des mémoires, des fascicules plus ou moins forts, le prix de chaque fascicule sera indiqué sur chacun d'eux. Pour chaque feuille en plus ou en moins le prix augmentera ou diminuera de 25 centimes.

Chaque fascicule est payé au moment seulement où il paraît. Le prix d'un fascicule de 16 feuilles, à 25 centimes chaque feuille, sera donc de 4 francs. Par la poste le prix pour la France augmentera de 5 centimes par feuille.

On souscrit chez l'auteur, passage Sainte-Croix-de-la-Bretonnerie, 6, et chez tous les libraires de livres scientifiques en France et à l'étranger.

Paris, 15 mai 1855.

Seule Maison du Docteur Quesneville,

pour les produits Chimiques et pharmaceutiques.

6, Passage Ste Croix de la Bretonnerie,
près l'hôtel-de-Ville.

Nota : L'ancienne pharmacie Quesneville, sise rue Jacob, N° 30, n'est plus à mon compte depuis le mois d'Octobre 1858, et depuis cette époque je suis toujours resté étranger à tout ce qui s'y en fait :

1er Novembre 1856.

Monsieur,

J'ai l'honneur de vous adresser le nouveau modèle d'étiquette que j'ai adopté pour mon sirop d'Iodure d'Amidon, aujourd'hui employé généralement et indispensable même dans la médecine des enfants [1] Je profite de cette circonstance pour vous donner le prix de quelques uns de mes autres produits dont le succès est constant depuis près de 20 ans.

Poudre ferrée	le flacon	2 »
Bains de Baréges modérés	»	2 »
Gélatine pour ces bains	la dose	1 »
Sirop d'Iodure d'amidon	la Blle de litre	8 »
	le flacon	2 50
Tablettes d'Iodure d'amidon	la boîte	3 »
	la ½ boîte	1 75
Ether hydriodique	le flacon	4 »
Carafe pour le respirer	la pièce	3 »
Huile Iodée	le flacon	1 50

Les personnes recommandées par les médecins et qui s'adressent directement à ma maison, 6, passage Ste Croix de la Bretonnerie jouissent d'une remise de 20 % sur ces prix.

Dr Quesneville.

(1) Voir le Memento Thérapeutique Pages 65-71, Brochure in 8°
de 128 pages, Prix 1 fr et 1 fr 45 c par la Poste.
Chez l'Auteur, 6, Passage Ste-Croix-de-la-Bretonnerie, et
chez Philippe, Rue Git-le-Cœur, 6.

SIROP
D'IODURE D'AMIDON SOLUBLE
du Docteur QUESNEVILLE,
pour remplacer l'Huile de Foie de Morue,
& toutes les préparations d'Iode.

— Se prend par cuillerée dans un peu d'eau et sans autre précaution. Augmenter la dose graduellement.
Chaque cuillerée à bouche contient 5 Cmes ou un grain d'Iode Ce Sirop est conseillé aux personnes qui craignent d'être atteintes de la poitrine, ou qui même déja ont le germe des tubercules. Il est le spécifique le plus sûr de tout état scrofuleux. Les personnes qui ont la peau luisante, gonflée et dont les glandes sont engorgées devront aussi en faire usage. Dépuratif puissant, il devra être recommandé pour purifier le sang. (Voir plus de détails le Memento Thérapeutique du Doctr Quesneville, Pages 65-71. Prix 1 fr et par la Poste 1 fr. 45 c)
Chez l'Auteur, Passage Ste Croix de la Bretonnerie, 6, Paris.
Imp. Cordier, r. du Temple 18